全口义齿修复技术

Techniques in Complete Denture Technology

原 著 ［英］托尼·强森（Tony Johnson）
PhD, MMedSci, LCGI, MCGI, FETC, FHEA
Senior Lecturer
Academic Unit of Restorative Dentistry
School of Clinical Dentistry
University of Sheffeld
UK

邓肯·J. 伍德（Duncan J. Wood）
BMedSci, PhD, FHEA
Senior University Teacher
Academic Unit of Restorative Dentistry
School of Clinical Dentistry
University of Sheffeld
UK

主 译 董 岩 马 赛

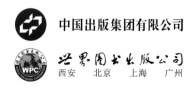

中国出版集团有限公司

世界图书出版公司
西安 北京 上海 广州

图书在版编目（CIP）数据

全口义齿修复技术 /（英）托尼·强森（Tony Johnson），（英）邓肯·J. 伍德（Duncan J. Wood）著；董岩，马赛主译 . —西安：世界图书出版西安有限公司，2024.2
书名原文：Techniques in Complete Denture Technology
ISBN 978-7-5232-1059-8

Ⅰ.①全…　Ⅱ.①托…②邓…③董…④马…　Ⅲ.①义齿学—修复术　Ⅳ.① R783.6

中国国家版本馆 CIP 数据核字（2024）第 037343 号

Techniques in Complete Denture Technology by Tony Johnson and Duncan J. Wood
ISBN: 9781405179096
This edition first published 2012
© 2012 by Tony Johnson and Duncan J. Wood
All Rights Reserved. Authorised translation from the English language edition published by John Wiley & Sons Limited. Responsibility for the accuracy of the translation rests solely with World Publishing Xi'an Corporation Limited and is not the responsibility of John Wiley & Sons Limited. No part of this book may be reproduced in any form without the written permission of the original copyright holder, John Wiley & Sons Limited.

书　　名	**全口义齿修复技术**	
	QUANKOU YICHI XIUFU JISHU	
原　　著	[英] 托尼·强森（Tony Johnson）	
	邓肯·J. 伍德（Duncan J. Wood）	
主　　译	董　岩　马　赛	
责任编辑	马元怡　　何志斌	
装帧设计	新纪元文化传播	
出版发行	**世界图书出版西安有限公司**	
地　　址	西安市雁塔区曲江新区汇新路 355 号	
邮　　编	710061	
电　　话	029-87214941　029-87233647（市场营销部）	
	029-87234767（总编室）	
网　　址	http://www.wpcxa.com	
邮　　箱	xast@wpcxa.com	
经　　销	新华书店	
印　　刷	陕西金和印务有限公司	
开　　本	889mm×1194mm　　1/16	
印　　张	7	
字　　数	130 千字	
版次印次	2024 年 2 月第 1 版　2024 年 2 月第 1 次印刷	
版权登记	25-2024-003	
国际书号	ISBN 978-7-5232-1059-8	
定　　价	108.00 元	

医学投稿　xastyx@163.com　‖　029-87279745　029-87285296
☆如有印装错误，请寄回本公司更换☆

译者名单

主　译

董　岩（空军军医大学第三附属医院）

马　赛（空军军医大学第三附属医院）

副主译

黄　鹂（空军军医大学第三附属医院）

顾俊婷（空军军医大学第三附属医院）

任　楠（空军军医大学第三附属医院）

巴睿恺（空军军医大学第三附属医院）

译　者（按姓氏拼音排序）

陈　莉（空军军医大学第三附属医院）

李　婧（空军军医大学第三附属医院）

李　萌（空军军医大学第三附属医院）

余　凡（中国人民解放军联勤保障部队第 927 医院）

赵　雯（空军军医大学第三附属医院）

前　言

　　口腔医学的发展使人们牙齿缺失的时间得以有效推迟，但目前仍有较多的无牙颌患者。如何为这些患者制作理想的全口义齿仍是口腔修复临床的一项主要工作。修复医生需要掌握全口义齿修复各个方面的知识和技能，才能为患者提供满意的服务。

　　全口义齿制作的相关要点在口腔修复相关书籍中经常会有简要介绍，这些要点是全口义齿修复成功的关键。

　　本书面向所有对全口义齿修复感兴趣的口腔医学生、牙科技师、临床医生，希望读者在系统掌握全口义齿修复技术要点的基础上，充分发挥个人创造性，完善或改进全口义齿修复技术。

　　非常感谢 Peter Bridgwood 先生允许在本书中使用他本人的照片，感谢 Hannah Barnes 医生提供自己收集整理的临床照片。感谢在本书出版中提供帮助的的各位朋友，David Wildgoose、Eleanor Stone、Laura Peacock、Sebastian Wilkins、 Micheal Spencer、 Daniel Leung、Lisa Smith、Christopher Povey 和 Anna Burrows。

Tony Johnson

Duncan J. Wood

目 录

第1章　绪　论

本书将详细介绍全口义齿修复过程中的每个环节，以期帮助读者制作理想的全口义齿。义齿需要兼顾功能与美观，不同患者关注的侧重点有所不同，有些人更重视美观，有些人会更关注功能，但是只有功能与美观兼顾，患者才会对修复效果感到满意。

怎样的全口义齿才算是功能良好的修复体呢？良好的修复体应佩戴舒适、咬合在任意位置时固位稳定良好，能恢复语言功能。

怎样的全口义齿才算是一个美观的修复体呢？美观的全口义齿应该能修复缺失的软硬组织，具有与原有天然牙接近的外观，恢复合适的垂直距离，且对口唇软组织有理想的支撑。

本书将系统讲解全口义齿制作的关键技术，以期帮助读者在临床上为患者制作出兼顾美观与功能的全口义齿。无牙颌患者的评估以及修复体的设计制作需要考虑以下方面。

适合性：印模方法、印模材料、模型材料、义齿加工方法、义齿基托材料以及最后义齿的试戴调磨均会影响义齿的适合性。

固位：义齿的适合性及边缘封闭性影响义齿的固位。下颌义齿的吸附力往往不足以提供充足的固位力，需要肌肉协同作用以及义齿的稳定来弥补。

稳定：义齿的稳定取决于适合性以及咬合。平衡𬌗是义齿保持稳定的关键。稳定性会影响边缘封闭，下颌义齿常因不稳定而导致固位不良。义齿的咬合设计应达到理想的应力分布并提供良好的稳定作用。

咬合：平衡𬌗是全口义齿的咬合的基本要求，可以采用舌侧集中𬌗的方式。义齿的咬合应在前伸与侧方各种功能运动状态下都达到多点接触，以提供良好的稳定作用。

肌肉协同：对于义齿的固位有重要意义。肌肉协同作用的充分发挥需要实现中性区排牙与理想的义齿基托磨光面形态。

美观：虽然是主观指标，但是天然牙排列的共性特征可以作为人工牙排列的参考。

修复材料：不同材料的人工牙机械性能不同，应根据患者需要及义齿使用寿命进行合理选择。基托材料的选择也需要从美观与强度方面综合考虑。

第2章 修复前检查

原有旧义齿有什么问题

制作一副满足患者功能与美学需求的新义齿不是一项简单的工作，在开始之前，首先要检查旧义齿存在的问题，了解患者对原义齿不满意的原因。

义齿的固位情况
- 固位作用是否逐渐下降？
- 义齿基托的边缘伸展是否合理？
- 边缘封闭性如何？
- 基托下方是否存在可移动黏膜？

义齿的稳定情况
- 咬合面设计是否理想？
- 牙齿是否排列在中性区？
- 是否存在早接触？
- 下颌在正中关系时义齿的功能是否良好？
- 是否为平衡殆？
- 下颌前伸状态下的稳定性如何？

美观相关问题
- 前牙美观性如何？
- 是否有明显磨耗？
- 患者是否接受原义齿外观？
- 原义齿是否复制天然牙的外形与排列？
- 垂直距离是否理想？

功能相关问题
- 患者关于舒适性、稳定性以及功能性的自我感觉如何？
- 是否存在因垂直距离不理想带来的不适感？

对旧义齿进行检查时，有些问题很容易被发现，也可以通过简单处理予以解决，但是还有些问题需要在制作新义齿之前进行进一步的检查。

修改义齿

旧义齿存在问题时，有时对旧义齿进行简单修理就能解决。旧义齿还可用于验证新的颌位关系及垂直距离是否合适。有些情况下，需要复制一副旧义齿，通过调整复制义齿来验证新的颌位关系与垂直距离。

可以尝试通过以下简单的处理方式,帮助发现旧义齿在固位、稳定、功能及美学方面的问题。

固 位

·在椅旁用光固化树脂或自凝树脂加大义齿基托，使其覆盖整个承托区。图 1a 所示为基托延伸不足的旧上颌义齿；图 1b 所示为使用自凝树脂加大原义齿基托之后的情况。

·通过修整使基托得到合适的伸展之后，在椅旁或交技工室进行重衬。

稳 定

·去除早接触点，建立平衡𬌗。早接触点可以通过口内检查在椅旁去除，但是平衡𬌗可能需要上𬌗架后进行检查。

·磨除最远端磨牙，以降低𬌗平面。这样做有以下优点：首先，减少需要建立咬合接触的人工牙数目，简化调𬌗过程。第二，下颌牙槽嵴后端呈向上升起的斜坡，将第二磨牙排在这一区域可能使下颌义齿在咬合力作用下脱位。如图 2 所示，下颌第二磨牙需要排在牙槽嵴后段向下颌升支过渡的区域，因此义齿没有排第二磨牙，以增加稳定作用。最后，咬合接触点更远离髁突，可以降低调𬌗的准确性要求。

功 能

·增加旧义齿的垂直距离。一方面，这样做可能有助于下颌回到正中关系，并放松肌肉。如果患者存在下颌前伸，翼外肌可能会收缩，且关节盘会填充至髁突后方的间隙中。另一方面，如果新义齿需要大幅度增加垂直距离，在制作前可以用旧义齿验证增加的垂直距离是否合适。

·在后牙区𬌗面添加自凝塑料打开咬合，这个步骤也可以在

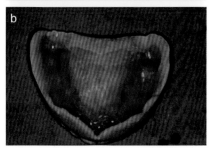

图 1

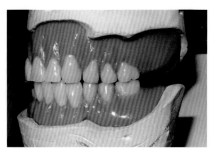

图 2

复制义齿上进行。图 3a 所示，后牙严重磨损，导致前牙产生较大的覆𬌗、覆盖关系；图 3b、c 所示，在前磨牙、磨牙𬌗面添加自凝树脂，来改善并验证新的垂直距离与覆𬌗、覆盖关系。

美　观

·用蜡调整旧义齿。如果没有诊断蜡型或诊断性义齿，很难向患者描述修复能实现的美学效果。可以用蜡对旧义齿进行局部调整，以模拟修复后的垂直距离、牙齿长度、唇部支撑等效果。但是，用蜡修整旧义齿不能完全模拟修复后的美学效果。

·使用排牙模板。图 4 所示的排牙模板可以帮助模拟修复后的美学效果。利用不同的三维排牙模板模拟修复的美学效果，可以帮助医生和患者选择合适的人工牙。图 4b、c 所示的牙齿排列照片也可以帮助医患选择人工牙，当然，还是三维的实体模型效果更好（图 4a）。最好的方法是提供一些研究模型供患者参考。

·修复前充分检查现有条件，分析旧义齿现存的问题，和患者讨论最终的修复效果，使患者建立对最终修复体的正确预期。

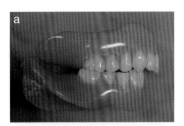
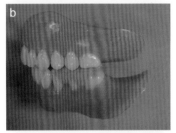
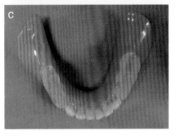

图 3

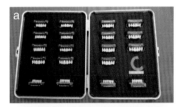
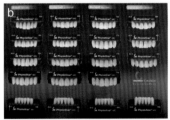
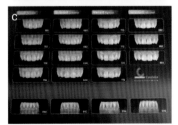

图 4

第 3 章 制取理想的工作模型

可以使用初模型制作义齿吗

用成品托盘制取的初印模，托盘的翼缘可能将软组织推开，导致边缘封闭区的过度扩展。图 5 所示为同一患者使用成品托盘制取的边缘过度伸展的初模型（右侧）与使用个别托盘制取的合理伸展的初模型（左侧）。准确地记录前庭沟在下颌功能状态下的形态，才能在此基础上制作边缘伸展适当的义齿，使义齿获得良好的固位与稳定。义齿的固位来源于义齿边缘在前庭内形成的边缘封闭，如果义齿边缘过度伸展，在下颌运动时，肌肉的活动会导致固位力丧失。

制取初印模时如果印模材料过厚会影响模型准确性，一方面，印模材料越厚固化收缩越大；另一方面，厚度不均匀的印模材料收缩率不同，可能会导致印模扭曲形变。因此，全口义齿不能在初印模上直接制作，应使用个别托盘制取工作模型。

为了获得良好的工作模型，应该使用设计优良的托盘和合适的印模材料，本章将介绍托盘设计制作与印模材料选择的要点。

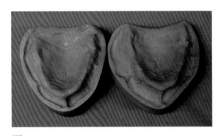

图 5

个别托盘的设计

个别托盘应该满足以下要求。
- 易于控制印模材料；
- 将印模材料导向黏膜；
- 支撑印模材料，使之与口腔组织均匀接触；
- 使承托区承受一定压力；
- 印模材料厚度均匀；
- 印模材料固化过程中提供支撑；
- 在印模制取及模型灌制过程中不发生形变。

托盘的设计应注意以下方面。
- 具有足够刚性，不发生形变；
- 覆盖全部义齿承托区；

· 托盘边缘合适，使印模料能够流入前庭沟且不引起软组织变形移位；

· 如牙槽嵴存在倒凹，托盘与之应有合适间隙；

· 手柄设置不能使口唇变形或移位；

· 托盘不能影响唇颊舌肌运动。

托盘与印模材料的选择

在选择托盘和印模材料时，首先要考虑牙槽嵴是否存在倒凹及倒凹的大小，之后评估是否存在无支持或可移动的牙槽嵴黏膜。

与黏膜贴合的个别托盘

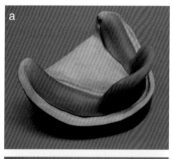

图 6

基托覆盖区域不存在倒凹的病例，选择与黏膜贴合的托盘（图 6a、b）。在印模制取过程中，这种托盘能够对义齿承托区施加一定压力，获取的牙槽嵴外形与义齿行使功能时黏膜受到压力与下方牙槽骨贴紧后的状态基本一致。以此为基础制作的义齿组织面能够将咀嚼力直接并舒适地传递至牙槽骨。

使用与黏膜贴合的托盘，即使选用非压力性印模材料，由于印模材料较薄，仍可形成压力性印模的效果。此外，与黏膜贴合的托盘可以使印模材料薄且厚度相对均匀，可尽量降低材料在固化时的收缩变形。

由于没有倒凹或倒凹较小，图 6 所示的托盘可使用非弹性印模材料，例如氧化锌丁香酚糊剂等。如有条件，硅橡胶中体是比较理想的材料。

与黏膜存在间隙的个别托盘

对于牙槽嵴存在较大倒凹的病例，不推荐使用与黏膜贴合的托盘，避免在口内取出时印模发生变形，或者模型在脱模时发生损坏。托盘与黏膜间的间隙大小由倒凹深度、印模材料的撕裂强度及弹性决定。一般来说，倒凹越大，口内取出印模时，印模的形变越可能超过材料的弹性极限，越容易被撕裂。为避免上述问题，要在托盘与牙槽嵴的倒凹处空出间隙。藻酸盐这类撕裂强度差的印模材料需要的间隙大于硅橡胶类撕裂强度高的材料。

藻酸盐类材料建议在个别托盘上打孔，避免脱模，如图 7a 所示。图 7b 所示为个别托盘与初模型之间垫了一层蜡片，为印模材料留出空间，空间的大小取决于印模材料的性能。一般来说，印模材料撕裂强度越差，厚度需要越厚，需要的空间越大。硅橡胶类材料由于不容易脱模，所以不需要在托盘上打孔，如图 7c 所示。

此外，印模材料的硬度与所需要的间隙大小也有关系，如表 1 所示。如果印模材硬度很高，需要在托盘与牙槽嵴间留出较大的空间，避免在托盘就位时给黏膜过大压力。在全口义齿制作过程中，不建议使用硬度高的印模材料。

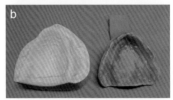
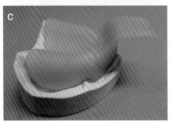

图 7

表 1　不同印模材料需要的空间

印模材料	需要空间
氧化锌丁香酚	0.5~1mm（不需要间隙蜡片）
硅橡胶中体	1.5~3mm（一层蜡片）
藻酸盐印模材料	3mm（两层蜡片）
硅橡胶重体	3~4.5mm（三层蜡片）
印模膏	4.5mm（三层蜡片）

开窗式托盘

当存在纤维性松软牙槽嵴时，印模过程中要注意不能使牙槽嵴发生变形或移位。在这种情况下，个别托盘需设计成图 8 所示的开窗的形式，磨除托盘覆盖在松软牙槽嵴的部分，使用两步法制取印模。

首先用上述与黏膜贴合的开窗式个别托盘制取义齿承托区印模；待印模材料固化后，再使用对黏膜无压力的印模材料制取松软牙槽嵴部位的印模。印模材料要选择对黏膜无压力且两次印模能够发生良好结合的材料，建议使用低黏度、高流动性的硅橡胶类材料。

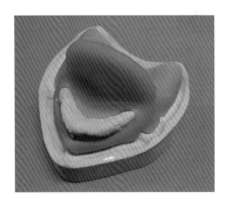

图 8

个别托盘制作

确定托盘边缘

在初模型上确定个别托盘边缘范围时，要在患者在场的情况下进行。一种方式是用铅笔或马克笔在藻酸盐初印模上进行标记。

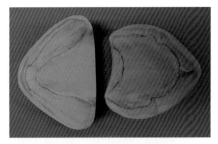

图 9

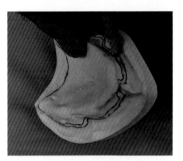

图 10

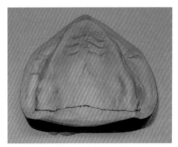

图 11

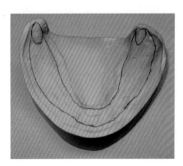

图 12

灌注石膏模型时，标记会印在石膏模型上，如图 9 所示。一般情况下，临床上采用直接在模型上画边缘线的方法。

在初印模上标记个别托盘的边缘线，最简单的方法是先标记出前庭沟的最深处，之后参考前庭沟线的位置，画出个别托盘对应的边缘线。托盘边缘线与前庭沟底的距离要考虑印模材料的厚度要求，留出空间使印模材料可以包裹托盘边缘。

如果托盘和黏膜间需要预留 1.5mm 间隙（垫一层蜡片），则在前庭沟底上方 1.5mm 的牙槽嵴上画托盘边缘线，如图 10 所示。托盘边缘延伸略短于预期的义齿边缘，为印模材料留出空间。画边缘线时，要避开肌肉在牙槽嵴的附着点（系带区），在两侧均要留出足够的空间。

在上颌标记出软腭和硬腭的交界线，托盘后缘中部应位于软硬腭交界线处，托盘后缘两侧要覆盖整个上颌结节。如图 11 所示，上颌个别托盘边缘线中部位于腭小凹后方，两侧跨过上颌结节，位于翼上颌切迹内。

下颌的个别托盘要覆盖磨牙后垫，舌侧延伸至舌侧口底较下颌舌骨嵴略浅的位置，颊侧略短于外斜嵴，如图 12 所示。

印模制取前准备工作

在印模制取前，需要完成以下准备工作。

· 确定终印模所使用的印模材料类型。

· 确定个别托盘的种类。

· 个别托盘与黏膜间间隙的大小。

· 根据印模材料的种类，确定个别托盘边缘的范围。

· 明确需要注意的事项，包括托盘是否开窗、是否要打孔、间隙蜡的厚度等。

· 确定托盘手柄的特征，包括在口内还是延伸至口外、是否为台阶状、是否需设置指支托、把手的位置是否和托盘开窗的位置冲突等。

设计与黏膜贴合的个别托盘

此类托盘一般与低黏度、高流动性的印模材料配合使用。托盘与黏膜贴近，就位后与牙槽嵴对位准确，可以使印模材料形成比较均匀的薄层。

需要注意的是，此类托盘需尽量延伸到前庭沟底预先设计好的义齿边缘位置，如果太短，印模材料缺少足够的支撑，易发生变形。如图 13 所示，托盘对印模材料的支撑不足，印模材料发生脱模，在灌制模型时可能发生移位。

如果托盘边缘伸展过度，则会影响到口唇肌肉的活动，导致模型不准确，以此为基础完成的义齿在口唇活动时会发生脱位。如图 14 所示个别托盘的边缘明显延伸过度，在取模之前，需要在口内通过反复比试，认真调整至合适长度。

这种托盘在前庭沟内的边缘厚度要合适，一方面要能够为印模材料提供足够的支撑，以准确复制前庭沟形态；另一方面也要为印模材料留出空间，避免取模过程中对前庭沟产生压迫，导致模型不准确（图 15a、b）。

过多的印模材料或过厚的个别托盘会压迫软组织变形，导致模型不准确。如图 16 所示，印模在前庭沟底过度延伸，导致黏膜和系带附着处变形。

与黏膜贴合的托盘手柄建议设置在口内，如图 17 所示。在这个位置，手柄唇侧将口唇支撑在自然的位置，避免唇颊侧的前庭沟发生变形。手柄高度与唇缘基本一致，远中沿着牙槽嵴顶延伸至前磨牙区。这样的设计能够使医生的手指在托盘就位后均匀地对整个托盘施加压力，如图 18 所示。

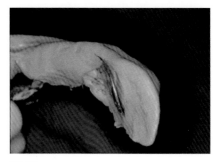

图 13

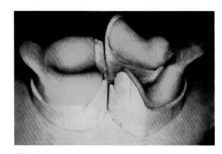

图 14

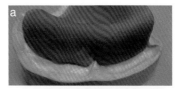

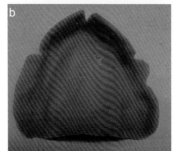

图 15

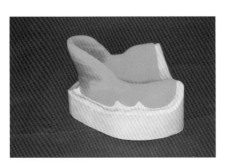

图 17

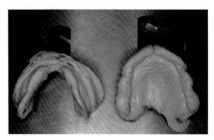

图 16

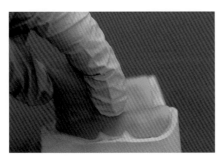

图 18

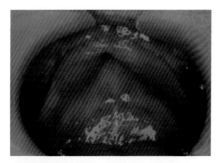

图 19

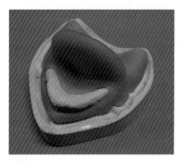

图 20

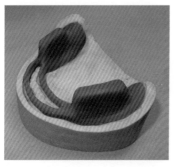

图 21

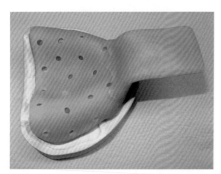

图 22

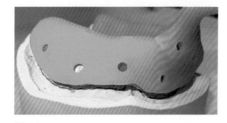

图 23

与黏膜贴合的个别托盘开窗设计

如图 19 所示，当存在松软牙槽嵴时，无法按常规方法使用与黏膜贴合的个别托盘制取工作模型，需要在松软牙槽嵴对应的部位进行开窗设计，如图 20 所示。使用开窗式托盘，采用两次印模的方法，在完成常规牙槽嵴的印模后，再利用流动性较好的印模材料制取松软牙槽嵴部位印模，避免托盘或印模材料挤压使牙槽嵴变形或移位。

开窗式托盘的手柄可设置在上颌中部，避开开窗的部位；下颌托盘在不影响开窗的部位设置指支托，如图 21 所示。

设计与黏膜存在间隙的个别托盘

使用藻酸盐、印模膏、低流动性硅橡胶等印模材料时，需要使用与黏膜存在间隙的个别托盘。

藻酸盐印模材料撕裂强度低，需要足够的体积才能保持从口内取出时不被撕裂或脱模。当牙槽嵴存在较大倒凹时，印模材料也要具有足够厚度，使其固化后从口内取出时不会超过弹性极限而被撕裂。使用藻酸盐印模材料时，托盘需要打孔，如图 22 所示，以增加印模材料与托盘的机械结合，避免发生脱模。

除了后堤区，一般要求托盘的边缘略短于预期的义齿边缘 1~2mm，使印模材料能够包裹托盘边缘以复制前庭沟形态，如图 23 所示。托盘打孔时，不要距离边缘太近，否则在医生调整托盘时可能会涉及这些孔。

手柄设置在前牙区，可以伸出到口外，但是伸出口外部分要设计一个台阶，避免就位后使口唇变形（图 24）。

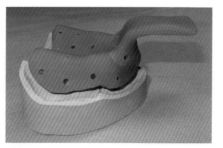

图 24

模型准备

如制作与黏膜贴合的个别托盘,需要用蜡填补模型的倒凹区,如图 25 所示,使个别托盘能够从初模型上取下来,同时在灌注完成终模型后,便于终模型从印模内脱出。

如制作与黏膜存在间隙的个别托盘,根据印模材料的空间需要铺适当厚度的蜡(表 1),蜡的边缘与待制作托盘的边缘长度一致,短于预期的义齿边缘,如图 26 所示。

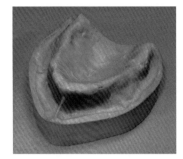

图 25

制作托盘主体

1. 石膏初模型表面涂布分离剂,避免制作托盘的材料粘在模型上。

2. 将光固化托盘材料贴附于模型表面,或覆盖在蜡片表面,如图 27 所示。注意不要将托盘材料压得过薄,托盘要有一定的厚度,保证在使用时具有足够的强度,不会断裂。

3. 固化前用蜡刀切除边缘多余的材料,固化完成后,使用马达及钨钢磨头修整边缘,到达预期的长度,如图 28 所示。

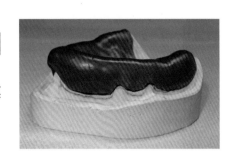

图 26

制作手柄

口内手柄:用于与黏膜贴合的个别托盘

1. 制作一个 2cm×6cm 大小、3~4mm 厚的长方体树脂块,调整其外形与前牙区牙槽嵴外形匹配,向后延伸至前磨牙区。如图 29 所示,手柄的唇面形态尽量重现出缺失牙的唇面轮廓,在制取印模时将口唇支撑在自然的状态,以帮助印模更准确地复制前庭沟形态。

2. 树脂固化前将手柄压紧在托盘上,可使用凡士林将未固化的手柄与已固化的托盘主体连接部分处理光滑,如图 30 所示。

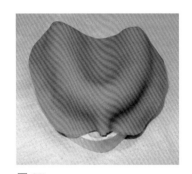

图 27

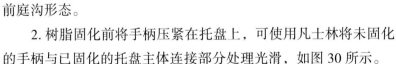

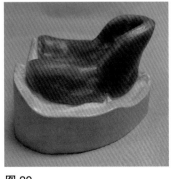

图 29

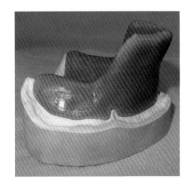

图 30

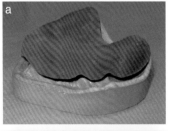

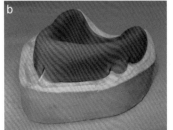

图 28

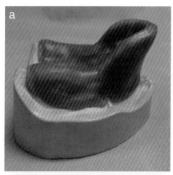

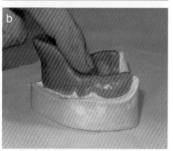

图 31

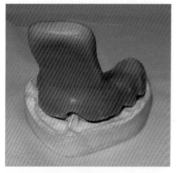

图 32

3. 将手柄打磨圆钝，如图 31 所示，在制取印模时让手指可以自然的放置在托盘两侧，对托盘整体施加均匀的压力。

口外手柄：用于与黏膜存在间隙的个别托盘

制作一个 5cm×2.5cm 大小、3~4mm 厚的长方体树脂块，黏附在托盘前牙区牙槽嵴对应部位，如图 32 所示。

在离开托盘大约 1.5mm 位置，形成一个直角弯向口外。托盘就位后，手柄穿出口外的部分要位于上下唇之间，不能干扰口唇，使口唇变形（图 33）。

口内手柄：用于开窗式个别托盘

上颌：将一个 3cm×4cm 大小、3~4mm 厚树脂块放在双侧前磨牙对应的腭顶部位，如图 34 所示。

下颌：在避开松软牙槽嵴的部位，左右放置两个指支托，如图 35 所示。由于指支托相对较小且薄，为保证与托盘的主体部分的牢固结合，可以与托盘主体部分一起制作，同时完成固化。

个别托盘修整、打磨、抛光

在个别薄弱部位添加树脂，确保托盘具有足够的强度。特别是较大的下颌托盘，在使用硅橡胶类材料时，有断裂的可能。图 36a 所示下颌托盘后部较长，是相对薄弱容易发生断裂的部位，需要顺着牙槽嵴方向添加部分树脂，以增加强度，如图 36b 所示。

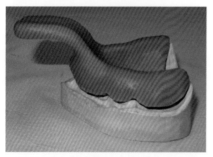

图 33

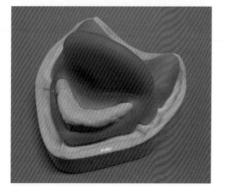

图 34

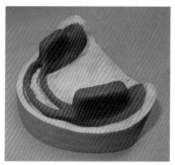

图 35

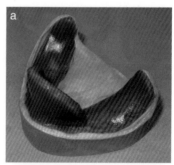

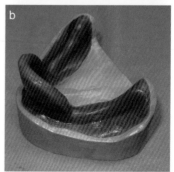

图 36

如使用藻酸盐印模材料，需要在托盘上打孔，孔间距 10mm 左右，离托盘边缘应为 3~4mm，如图 37 所示。孔离托盘边缘一段距离，可以避免口内修整托盘时打磨到孔的位置。

托盘修整完成后在光固化箱内完成固化。固化时间根据光源不同有所差别。需要注意由于托盘各部位厚度不同，托盘在模型上不一定能彻底固化，特别是手柄下方的部位。将托盘从初印模上取下，去除垫在内部的蜡片，检查未固化的部分，重新进行固化。

使用钨钢磨头打磨修整完成后，用布轮加抛光砂或者砂纸抛光。可以用小钨钢磨头在手柄上磨出一些浅沟，如图 38 所示，在取模时增加摩擦力，便于操作。

用传统抛光方法对光固化树脂托盘进行抛光，抛光的效果可能不理想，如图 39 左侧托盘所示。可以在固化前，用凡士林涂抹托盘表面，使托盘更光滑，如图 39 中间托盘所示。之后用热水或有机溶剂去除多余凡士林。光固化树脂有专门配套使用的上光剂，如有需要可以选用，如图 39 右侧托盘所示。

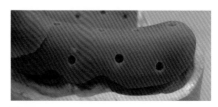

图 37

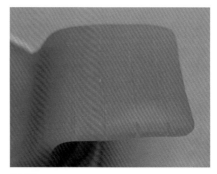

图 38

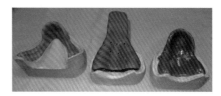

图 39

终印模及工作模型

与黏膜贴合的个别托盘制取终印模

制取终印模之前，需要在椅旁检查托盘的边缘伸展情况，进行适当调整。首先在初模型上进行检查，需注意系带附着部位及托盘远中延伸是否过长。

之后在患者口内进行检查。托盘口内就位后，让患者充分活动口唇及颊部，检查托盘是否会发生移位。对于下颌，要嘱患者舌抬起并进行前伸及左右运动，检查托盘舌侧口底的延伸是否合适。

如托盘边缘较短，需要用光固化树脂材料或印模膏进行补充。添加的材料结固前在口内通过肌功能修整进行塑形。

使用硅橡胶轻体或中体类材料时，在托盘组织面及边缘涂布均匀的一薄层。托盘放入口内对准牙槽嵴后，均匀的轻压托盘，使托盘缓慢就位，印模料充满托盘。检查托盘在黏膜反折区及后缘是否有印模材料包裹。嘱患者发"一"、"呜"音，并进行开闭口运动，通过唇颊的充分活动进行印模的肌功能修整，复制前庭沟形态。制取下颌模型时，嘱患者抬舌并伸舌，使舌侧口底的印模材料成型。

使用高流动性的硅橡胶印模材料制取印模时，需要在托盘组织面及边缘涂布托盘粘接剂。由于托盘与黏膜之间容纳的印模材料很薄，如果与托盘结合不良，很容易撕裂。

灌制工作模型

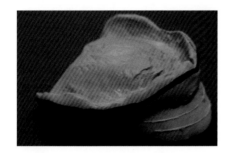

图 40

灌制工作模型时，要注意石膏不能过多包裹印模的边缘。可以使用记号笔在印模的边缘做一圈石膏灌制范围的标记，如图 40 所示。

模型石膏结固后，脱模前可将模型在热水中浸泡 2~3min，软化印模材料便于脱模。当然，根据印模材料性能不同有不同的操作要求，全口义齿的模型从印模内脱出相对容易，发生模型损坏的状况不多见。

使用与黏膜存在间隙的个别托盘制取终印模

取模前同样需要在口内检查托盘边缘长短，是否为印模材料留出足够的空间，保证印模材料的厚度要求。系带附着处是特别要关注的部位。

使用藻酸盐印模需要对托盘进行打孔，打孔时要注意离开托盘边缘一定距离，避免托盘边缘调整后强度不足。

开窗式托盘制取印模

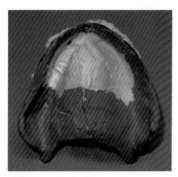

图 41

第一步：制取正常牙槽嵴的印模与前述使用与黏膜贴合的托盘制取印模的方法一致。之后进行二次印模。

1. 用锋利的刀修去开窗处多余的印模材料，至托盘开窗的边缘。

2. 将托盘及印模在口内重新复位，就位的压力与第一步印模时一致。

3. 用注射器或刷子在开窗处的松软牙槽嵴表面添加印模材料，注意印模材料要逐层添加，确保覆盖整个牙槽嵴，不留空隙或气泡。印模材料固化后取出印模，如图 41 所示。

4. 灌制石膏模型，注意石膏不能过多包裹托盘边缘。

5. 石膏模型充分结固后，用小锤轻敲取下模型。

6. 石膏模型脱出时可以加热印模，使模型容易取出，避免损坏模型。

7. 高流动性、低硬度的硅橡胶材料是开窗印模的理想材料。

第 4 章 　颌位关系记录与转移

引　言

制作全口义齿的蜡型前需要记录颌位关系，为咬合设计提供充足的信息。颌位关系记录需要以下五个方面的关键信息：𬌗平面、中线、唇部支撑、垂直距离以及正中关系。

同时需要为后续的排牙获取尽量多的参考信息，例如笑线位置、尖牙参考线以及中性区记录等。

正中关系记录可以使用哥特式弓，颌位关系记录完成后，需要借助面弓将上颌模型转移至𬌗架上。

本章将讨论𬌗托的设计与制作要求，并介绍颌位关系记录的临床操作。

𬌗托的设计

用于进行颌位关系记录的𬌗托包括树脂恒基板和蜡𬌗堤两部分。由于牙齿全部缺失，且牙槽嵴发生不同程度的萎缩，制作𬌗托时口内缺少足够的解剖参考标志。

不建议在初印模上进行𬌗托的制作，初印模上制作的𬌗托往往不能与工作模型很好的贴合。工作模型上的解剖形态特征，包括前庭沟的深度与宽度等，是𬌗托的设计与制作的基础。

设计与制作良好的𬌗托可以为颌位关系记录及制作蜡型节省很多临床操作时间。

需要注意的是，𬌗托在口内的固位状况不代表最终义齿在口内预期的固位效果。因为对于有些病例，制作𬌗托前需要将工作模型填倒凹，如图 42 所示。如果不进行上述操作，在𬌗托从工作模型上反复取戴的过程中，会破坏工作模型。

在设计与制作𬌗托时，需要注意以下方面。

· 恒基板需要具有足够的强度及充分的边缘伸展；

· 蜡𬌗堤的宽度；

· 蜡𬌗堤的高度。

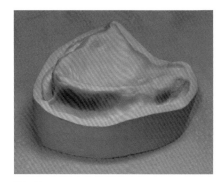

图 42

恒基板应具有足够的强度及充分的边缘伸展

基板应具有足够的强度，在工作温度下形态与尺寸稳定，并且要有足够的边缘伸展，覆盖整个义齿的承托区。基板可以用蜡或树脂制作，其中树脂的尺寸稳定性较好，并且在椅旁进行边缘修整比较容易。而蜡可能在口内较高的温度下发生形变，在记录颌位关系时在咬合力的作用下也可能发生变形，因此推荐用树脂来制作基板。树脂制作的基板一般称为恒基板。

在本书后续章节中，殆托的基板以及蜡型的基托均使用光固化树脂片制作。虽然用树脂比用蜡制作基板过程略复杂，但是基于树脂恒基板的殆托，可以重复用于哥特式弓记录正中关系与面弓转移的步骤中，而蜡基板在反复使用过程中会发生变形，影响最终颌位关系记录与转移的准确性。

上颌恒基板的边缘由前庭沟黏膜反折线及软硬腭的交界线决定。基板的边缘应延伸至黏膜反折区，且要避开肌肉附着，不能影响肌肉的运动，否则在肌肉活动时会发生脱位。如果工作模型完全复制了口内黏膜反折区的形态，则恒基板的边缘应该完全填充满模型的黏膜反折区，如图43所示。

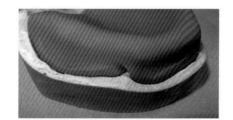

图43

制作恒基板之前在工作模型修整出后堤区，以增加恒基板的边缘封闭性，提高固位力。后堤区的横截面呈楔形，靠近软腭的部分较深，向硬腭移行。两侧延伸跨过翼上颌切迹止于颊侧前庭沟，如图44所示。

临床医生在患者口内检查对应区域的软组织厚度及弹性，决定工作模型后堤区的深度，一般是1~2mm。如果中线区域的黏膜较薄，弹性差，降低至1mm左右。

成品的光固化树脂片的厚度一般是1.5mm左右，与恒基板的厚度要求一致，不用做过多调整。但是也要考虑牙槽嵴吸收的情况，例如前牙区唇侧牙槽嵴如果吸收较少，应适度减少基板的厚度，避免引起口唇变形。

下颌恒基板的制作要求与上颌基本一致，注意远中要覆盖磨牙后垫，舌侧部分的外形应尽量适应舌体的形态，更好地发挥舌肌的夹持固位作用。

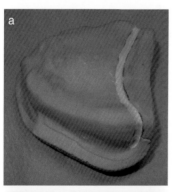

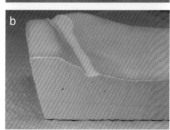

图44

蜡𬌗堤的宽度

合适的𬌗堤宽度将有效地简化临床中颌位关系记录的操作。较窄的𬌗堤更利于调整。

𬌗堤的宽度应比对应位置的牙齿略宽，磨牙区是 8~9mm，在前牙区中线处是 5~6mm，如图 45 所示。

过宽的𬌗堤会占据舌的空间，影响舌体运动，也可能过分支撑唇颊，改变面形。一方面可能导致临床医生难以在颌位关系记录时评估唇部支撑、美观、发音及垂直高度等，另一方面也可能破坏边缘封闭，导致𬌗托固位不良，在记录颌位关系时发生移位。

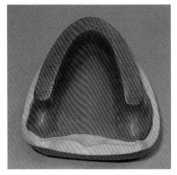

图 45

蜡𬌗堤的高度

𬌗堤的高度应尽量平分颌间距离，且与鼻翼耳屏线平行，以尽量减少在记录颌位关系时的修整。

对于上颌𬌗托，从唇系带两侧的前庭沟最深处至𬌗堤顶的高度，一般为 22mm 左右，如图 46 所示。这个高度是个平均值，通过测量大量患者天然牙到前庭沟底的深度以及颌位关系记录时修整后的𬌗堤高度得到。在技工室制作𬌗堤时注意到这些细节，将会有效减少临床中𬌗堤修整的工作量，节省椅旁操作时间。

如果患者有旧义齿，可以使用测量仪测量旧义齿的垂直高度，作为制作蜡𬌗堤的参考，如图 47 所示。该测量仪以切牙乳头作为参考点，可以测量并记录原义齿的垂直高度、唇侧凸度等参数，为制作新义齿提供参考。

完成𬌗堤高度的初步调整后，使用带有𬌗堤高度参考的蜡𬌗堤修整铲调整𬌗堤的𬌗平面。如图 48 所示，该工具一侧有一个折叠的边。这个位置对应翼上颌切迹的位置，向恒基板方向折叠，这个折叠部分的高度刚好可以作为蜡𬌗堤后缘高度的参考。蜡𬌗堤修整铲充分加热后，后缘部分对应翼上颌切迹，折叠的边缘与恒基板接触，前部以 22mm 的参考线为标记，压在蜡𬌗堤上，将蜡软化塑形，修整𬌗堤的𬌗平面，如图 49 所示。

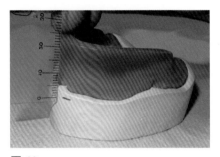

图 46

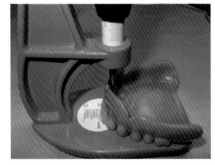

图 47

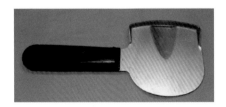

图 48

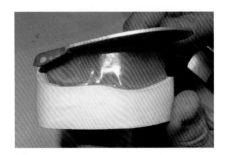

图 49

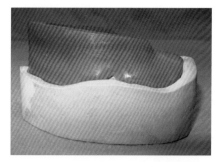

图 50

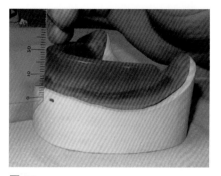

图 51

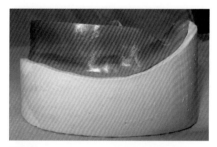

图 52

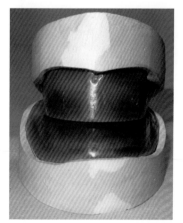

图 53

按照上述方法修整殆堤，可以形成类似于 Spee 曲线的前高后低形态，且殆平面基本与耳屏鼻翼平面平行，如图 50 所示。

对于下颌殆堤，前部从唇系带两侧的前庭沟最深处至殆堤顶的高度，一般为 18mm 左右，如图 51 所示。后部高度约在磨牙后垫的三分之二对应位置，如图 52 所示。前后部相连形成殆堤的殆平面。下颌蜡殆堤向后延伸至第二磨牙的位置即可。

从前庭沟底至殆平面的殆托整体外形应尽量复制缺失的牙齿及缺损的软硬组织形态，以充分发挥唇颊舌肌的协同作用。殆托的唇颊舌侧表面要与唇颊黏膜及舌体充分接触，但不能引起唇颊部及舌体的变形，以形成良好的封闭，并利于肌肉将殆托夹持固定（图 53）。

殆托的制作

1. 用蜡填补模型上牙槽嵴唇颊侧的倒凹，在模型的石膏表面涂布分离剂防止恒基板从模型取下时破坏模型，如图 54 所示。

2. 将光固化树脂片贴在模型表面，边缘应延伸至黏膜反折区，去除模型表面多余的材料。由于树脂制作的基板与蜡制作的殆堤无法发生牢固的化学结合，在树脂基板固化前，需要在覆盖牙槽嵴顶的部分制作一些固位沟槽和突起，如图 55 所示，以便增加

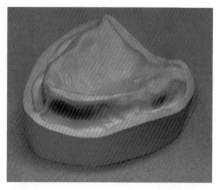

图 54

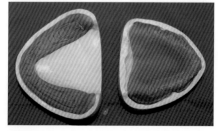

图 55

树脂基板与蜡殆堤之间的机械结合作用。其余部分用凡士林涂抹光滑，之后进行固化。

3. 用钨钢磨头或绿碳化硅磨头将边缘打磨光滑。

4. 在树脂基板覆盖牙槽嵴顶的部分可以先铺一层蜡，进一步增加树脂基板和蜡殆堤的结合。在放置蜡殆堤之前，用酒精喷灯先将蜡软化。

5. 将制作殆堤的蜡条在 40℃ ~45℃ 的水中软化，干燥后，使用酒精喷灯熔化其底面，就位于基板对应牙槽嵴顶位置，用手指轻压蜡殆堤使其与基板贴合紧密（图 56）。

6. 上颌蜡殆堤的唇面应位于切牙乳头前方约 10mm 的位置；下颌蜡殆堤应位于牙槽嵴顶中央对应的位置。

7. 用热的蜡刀或电蜡勺将蜡殆堤与树脂基板连接部分烫光滑，使二者紧密接触，如图 57 所示。

8. 用铅笔在模型外侧对应唇系带旁前庭沟最深处的位置画标记线（图 58）。

9. 在上颌蜡殆堤前牙区唇面，距铅笔线 22~23mm 的位置进行标记；在下颌蜡殆堤前牙区唇面，距铅笔线 18~19mm 的位置进行标记，如图 59a、b 所示。可以将这些参数增加 1mm，以便于后期修整蜡殆堤时留有余地。

10. 使用前面介绍的蜡殆堤修整铲修整上颌蜡殆堤平面。将修整铲充分加热后，反折的边缘置于翼上颌切迹对应的树脂基板表面，逐渐下压，烫去多余的蜡，如图 60 所示。

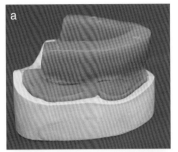
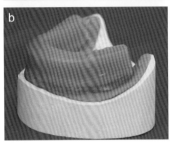

图 56

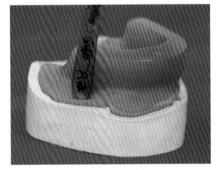

图 57

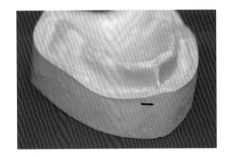

图 58

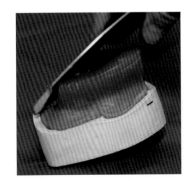

图 60

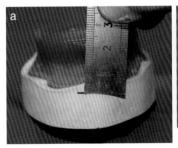

图 59

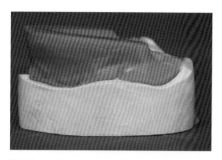

图 61

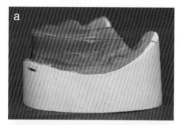

a

b

图 62

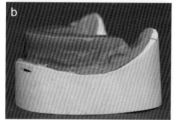

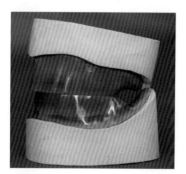

图 63

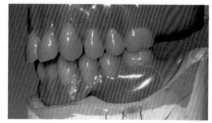

图 64

11. 双侧翼上颌切迹对应的基板不是平的，注意蜡铲的反折边缘与最高点接触，不要将𬌗堤𬌗面形成一个左右倾斜的斜面。

12. 当前部到达标记线位置时，𬌗堤高度为 22~23 mm，𬌗堤𬌗面形成一个前后倾斜的斜面，如图 61 所示。

13. 下颌𬌗堤前方高度 18~19mm，后方高度位于磨牙后垫三分之二的水平。

14. 在𬌗堤的前后方高度标记之间用蜡刀划出标记线，使用电蜡勺或者蜡修整铲去掉多余的部分，如图 62 所示。

15. 修整𬌗堤的宽度，前部 5~6mm 宽，后部 8~9mm 宽。

16. 用电蜡勺或酒精喷灯等将蜡𬌗堤表面处理光滑。

17. 将一张砂纸放在平整的桌面，将蜡𬌗堤的𬌗平面打磨平滑。使用肥皂水和布轮将蜡𬌗堤表面高度抛光，如图 63 所示。

颌位关系记录

𬌗平面与唇部支撑

𬌗平面是上下颌牙齿咬合接触的平面。侧面观：中切牙的切端与磨牙牙尖相连形成一条曲线，即 Spee 曲线。图 64 所示为遵循 Spee 曲线的牙齿排列。

义齿的𬌗平面对其美学、发音和咬合功能都非常重要。中切牙的切端位置是无牙颌修复过程中最先需要确定的位置。蜡𬌗堤的唇面为唇部提供支撑，在颌位关系记录前，将蜡𬌗堤进行口内试戴，检查患者口唇部的外形，增加或减少蜡𬌗堤的唇面凸度，以获得理想的唇部支撑。一般来讲，鼻小柱和上唇呈直角是比较理想的状态。图 65 所示，在下颌𬌗堤前部加蜡以增加唇部支撑。

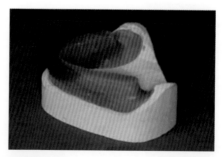

图 65

理想的殆堤前部位置由解剖标志点、美学和语音功能综合决定。在殆堤试戴时，可以试排前牙人工牙，这样更有助于评估美学和语音功能。当然，排牙之前需要选择外形与大小合适的人工牙。

解剖标志

切牙乳突可作为标志点用于估计上前牙唇面的位置。一般情况下，上前牙唇面位于切牙乳突前方 9~10mm。如图 66 所示，将通过切牙乳突与上颌中线垂直的线在模型底座部分标记出来可以作为前牙定位的参考。

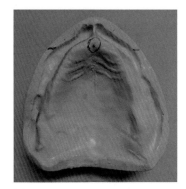

图 66

蜡殆堤在模型上就位，参照模型底座的标记在蜡殆堤上标记出上述切牙乳突位置，以之为参考向前 10mm，即为殆堤唇面的预计位置，如图 67 所示。

Alma gauge 是制作全口义齿的一种专用测量工具，它可以简便地测量切牙乳突位置与上前牙或上颌殆堤唇面的距离。如图 68 所示，将上部的探头对准在义齿基托组织面切牙乳突对应的位置，通过底座上的刻度，即可读出前牙唇面与切牙乳突的距离。该工具也可以用于以切牙乳突为参考点评估垂直距离恢复是否合适。

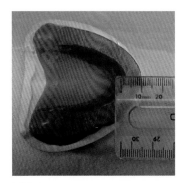

图 67

美　学

通过观察上唇周围软组织的外形评估蜡殆堤或人工牙唇面的位置。试戴时，患者头部处于自然头位，唇部处于放松状态，通过观察殆堤或人工牙在上唇下暴露的部分来评估殆平面的高度是否合适。当然，美学是个性化需求，最好参考患者对原有旧义齿的意见或患者尚有前牙时的旧照片，医患双方一起来确定上前牙的高低位置。

在确定上前牙位置时，还需要考虑患者的上下颌骨的位置关系、年龄以及原有旧义齿的使用情况。对于老年人来说，上唇在自然放松状态下，上前牙的暴露量应少于年轻人。

上下颌骨的位置关系不可避免的会影响上下颌牙齿的相对位置关系。

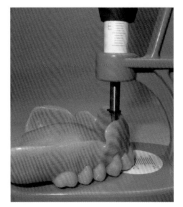

图 68

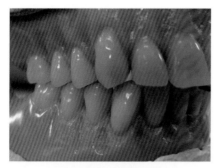

图 69

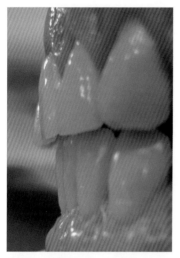

图 70

图 69 所示为上下颌骨为Ⅰ类关系时理想的上下颌人工牙排列的位置。图 70 为该牙列的侧面观，可见典型的 2mm 的覆𬌗与覆盖。图 71 可见：在上下颌骨为Ⅱ类关系时，后牙颊尖的覆盖比图 69 所示Ⅰ类关系时后牙颊尖的覆盖更大，这是因为Ⅱ类关系时下颌相对上颌更向远中。图 72 中可见：在颌骨为Ⅱ类关系时，前牙表现出比Ⅰ类关系时更大的覆盖。

在上下颌骨为Ⅲ类关系时，表现出与上下颌骨为Ⅱ类关系时相反的特征，下颌骨相对于上颌骨更向前。此时会常见下颌后牙相对于上颌后牙更偏向颊侧，呈现单侧或双侧反𬌗的状态，如图 73 所示。前牙区常呈现切对切的对刃𬌗关系，如图 74 所示。有些情况下，下颌前突更严重，在满足将人工牙排在牙槽嵴顶的条件下，要实现切对切的状态都很困难。

需要注意的是，虽然基于不同的上下颌骨相对位置关系，上下颌后牙人工牙排列时颊舌向覆盖关系会有所不同，例如Ⅱ类关系时需加大后牙的颊舌向覆盖，而Ⅲ类关系时需将后牙排为颊舌向反𬌗关系。但是，上下颌后牙人工牙的前后向位置关系都要满足Ⅰ类关系，即上颌第一磨牙的颊尖对下颌第一磨牙的颊面沟。

如果在上下颌骨为Ⅱ类或Ⅲ类关系时，强行按Ⅰ类覆盖关系排列人工牙，可能会导致人工牙排列在牙槽嵴顶外侧，降低义齿的稳定性。

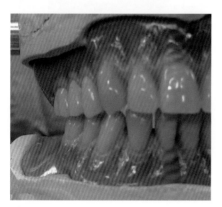

图 71

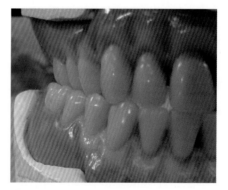

图 73

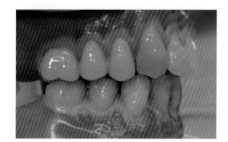

图 72

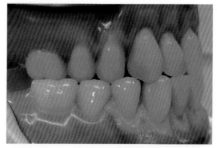

图 74

语音功能

正常情况下，发英文"F"音时，上前牙切缘应刚好接触下唇干湿线，如图 75 所示。可参考这个特征来评估上前牙排列的位置是否合适。

旧义齿

旧义齿对于制作新义齿时确定殆平面具有重要意义。人工牙的位置可以使用 Alma gauge 测量，并复制到制作新义齿所用殆堤上。然后在此基础上，根据患者需求进行适当调整。

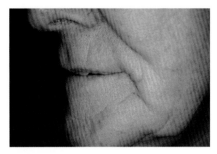

图 75

如果患者对旧义齿的使用效果比较满意，可利用复制义齿的方法制作新义齿，具体方法在 *Basics of Dental Technology: a Step by Step Approach*（ISBN 978-1-4051-7875-4）第 62 页第 2 章中有详细讲解。

当前牙切端的位置确定后，将上颌蜡殆堤的殆平面调整至与鼻翼耳屏线平行。鼻翼耳屏线为鼻翼中点与耳屏中点的假想连线，与天然牙的殆平面基本平行。图 76 所示为本书的一名编辑将殆平面规置于上颌天然牙列，可见其殆平面基本与鼻翼耳屏线平行。

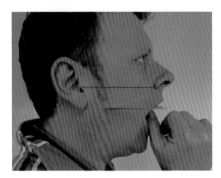

图 76

殆平面规可以用来在口外检查蜡殆堤殆平面的角度。应用殆平面规时，可用直尺或直柄的工具指示患者的鼻翼耳屏线，用来评估上颌蜡殆堤的殆平面是否合适，如图 77 所示。

修整上颌蜡殆堤

如果上颌蜡殆堤经口内试戴发现上前牙切端位置、唇面凸度或殆平面不满足前述要求，需在椅旁进行调整。如需去蜡调整，可使用殆堤修整铲加热后将多余蜡去除。

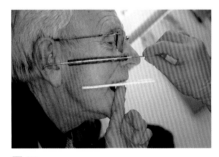

图 77

如需进行加蜡修整，按照以下方法进行。

1. 准备一片足以覆盖殆堤大小的蜡；

2. 干燥蜡殆堤；

3. 使用酒精喷灯或电蜡勺将蜡表面稍稍熔融；

4. 将表面熔融的蜡压在殆堤表面；

5. 使用加热的蜡刀切去多余的蜡，蜡刀要反复充分加热，否则可能对殆堤施加过大的力破坏殆堤；

6. 加热蜡刀的勺端，用其将新添加的蜡与蜡殆堤连接部修整光滑；

7. 冷水冷却。

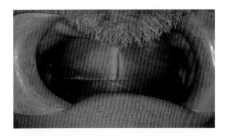

图 78

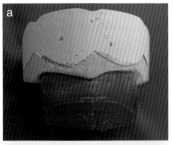

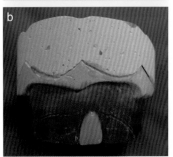

图 79

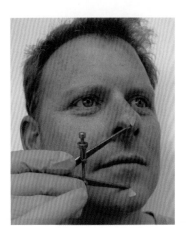

图 80

中线、笑线和尖牙参考线

在上颌蜡堤上标记出中线，一般与面中线一致（图 78）。个别情况下，可能综合考虑面部及牙列偏斜情况，根据协调原则确定上颌牙列中线。如果在椅旁进行试排牙，需要在这一步确定前牙的个性化特征，如排列方向及是否需要留出间隙等。如果省略了椅旁排牙的步骤，则必须在义齿设计单上明确描述前牙的个性化要求以指导技师排牙。

在上颌蜡堤上标记出笑线和尖牙参考线可以指导人工前牙型号的选择。一般情况下，中切牙的高度应等于或略大于蜡堤切缘到笑线的距离，如图 79 所示。尖牙参考线可通过标记患者放松状态下口角的位置来记录。在蜡堤上准确记录上述参考线对人工牙型号的选择有重要意义，因此不能省略。

垂直距离

口腔修复学中垂直距离的概念有两种，即咬合垂直距离和息止颌垂直距离。前者指上颌牙列处于咬合状态时鼻底到颏底的距离（图 80），而后者则是指下颌处于息止颌位时鼻底到颏底的距离（图 81）。在全口义齿修复中，需要先根据息止颌垂直距离计算确定出咬合垂直距离，然后用蜡堤在患者口内将合适的咬合垂直距离记录下来。

合适的咬合垂直距离应该小于息止颌垂直距离，以保证在休息放松状态时上下颌牙齿的𬌗面分离。息止颌垂直距离和咬合垂直距离之间的差称为息止颌间隙。息止颌间隙的存在使得咀嚼肌群能够在非功能状态时得到休息，具有重要的生理学意义。

从美学角度讲，全口义齿恢复的咬合垂直距离不能过低，否

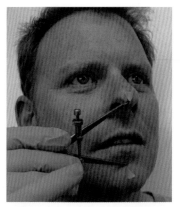

图 81

则会出现口角下垂及鼻唇沟加深等美学缺陷。但是，垂直距离也不能恢复得过高，否则会导致患者的口唇难以正常闭合。

　　临床上，首先需要确定息止颌垂直距离。可以使用垂直距离尺（图 82a）或类似于圆规的专用器械（Willis 尺，图 82b）来记录息止颌垂直距离。使用后者时，需要先在鼻尖和颏部画出标记点。

　　将上下𬌗托戴入患者口内，调整下颌𬌗堤的高度，使其与上颌𬌗堤有均匀、紧密的接触，同时获得 2~4mm 的息止颌间隙（一般情况下息止颌间隙为 2mm，但是老年患者的息止颌间隙可能大于 4mm）

　　随后，从美观角度评估垂直距离恢复是否合适，必要时可进行进一步调整。如果患者有旧义齿，可以为医生提供一定的参考。如旧义齿垂直距离合适，可以直接记录患者戴旧义齿状态下的咬合垂直距离，以指导新义齿垂直距离的确定。

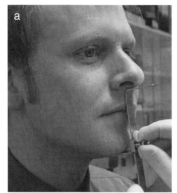

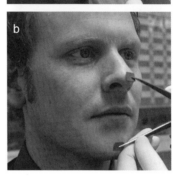

图 82

下唇支撑

　　下颌𬌗堤唇面的外形要与下唇相适应，保证义齿在下唇活动时维持稳定。试戴时，可以让患者发英文 "E" 音，此时下唇会向下颌𬌗堤唇面施加向舌侧推的力量，观察𬌗托是否稳定。当有些患者难以确定𬌗堤或人工牙的唇舌向位置时，可以使用中性区技术（见本书第 11 章）。

正中关系

　　正中关系（centric relation，CR）是下颌处于最稳定的位置时与上颌的相对位置关系。下颌处于正中关系时，髁突位于关节窝的最上位。在正中关系，髁突进行铰链运动而不发生滑动，下颌前牙区有 15mm 左右的开口范围。简单来说，正中关系是一个范围，在这个范围内，垂直距离可以发生一定程度的变化。

　　正中关系在修复临床中具有重要的意义。

　　·正中关系是下颌受力分散的最佳位置。当力作用于下颌骨传递至颞下颌关节时，力通过骨性结构传递，而不是由肌肉组织对抗。因此该位置是下颌功能运动理想的起始位置。图 83 所示为下颌处于正中关系时颞下颌关节受力后髁突的运动方向。

　　·正中关系是咀嚼肌最放松的位置。咀嚼肌在功能运动时要发生收缩，但是如果长期处于收缩状态会发生疲劳。下颌处于正

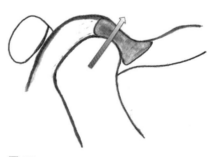

图 83

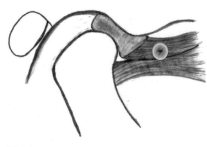

图84

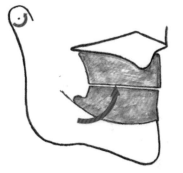

图85

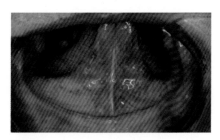

图86

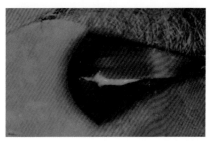

图87

中关系时，大部分咀嚼肌处于休息状态，避免长期收缩而影响功能运动。图84所示为下颌处于正中关系时发生收缩的咀嚼肌。

· 正中关系是一个可重复性颌位。患者牙齿全部缺失后其原有的牙尖交错位也随之消失，需要在这个可重复的颌位为患者建立一个新的牙尖交错位，这个新牙尖交错位应与患者的颞下颌关节及咀嚼肌协调。下颌处在正中关系时绕双侧髁突形成的铰链轴进行闭口运动，当闭合至一个合适的垂直距离时，下颌相对于上颌的位置关系被称为后退接触位（RCP）。新的牙尖交错位应该建立在这个后退接触位。图85所示即为下颌铰链运动至合适的垂直距离时的后退接触位。

临床中常用的使下颌回到正中关系的方法是卷舌后添法，即让患者的舌尖抬起、后卷舔腭顶，如图86所示，缓慢闭口，引导下颌退回至正中关系。当我们自己做这个动作时，可能会发现下颌位于牙尖交错位的稍后方。后面还会介绍一种记录下颌RCP的方法：哥特式弓法。

关于确定正中关系的方法，临床上有许多种，每种方法各有优缺点。无论采用何种方法，需要牢记的是正中关系是一个可重复的位置。临床确定正中关系时，不能一次咬合完成，需要反复让患者咬合多次，检查每次咬合时上下𬌗堤接触的位置是否一致，验证获取的正中关系是否准确。

接下来需要将刚刚确定的正中关系记录下来。可以在上下颌蜡堤双侧后牙区的𬌗面各切割一个"V"形凹槽，在蜡堤表面放置咬合记录硅橡胶，然后嘱患者重复前述使下颌回到正中关系的动作（图87）。待咬合记录硅橡胶结固后完成颌位关系的记录。

对于存在咬合偏斜或者颞下颌关节紊乱（TMD）的患者，或者是患者下颌处于前述方法记录的正中关系有不适症状者，可以使用哥特式弓描记装置来获取并记录正中关系。

哥特式弓描记法

哥特式弓描记是通过记录下颌运动轨迹来获取和记录正中关

系的方法。如图 88 所示，在上颌𬌗托安装一个描记针、下颌𬌗托安装一个描记板，在下颌前伸或侧方运动时，描记针可在描记板上记录运动的轨迹。可在描记板上用蜡笔或记号笔涂上颜色，使描记出的下颌运动轨迹更清楚。如图 89 所示，下颌反复地进行前伸或侧方运动后，固定在上颌的描记针在下颌的描记板上刻画出近似箭头形的图形，与流行于欧洲的哥特式建筑的尖顶类似，因此取名为哥特式弓。该方法也可称为描记针描记法或中心点描记法。

当上颌的描记针处于下颌描记板上箭头图形的顶点时，下颌位于前伸与侧方运动的起始位置，也就是要记录的正中关系的位置。在下颌描记板上粘上一个带孔的塑料圆盘，孔的位置与箭头的顶点位置重合，如图 90 所示。嘱患者反复咬合，检查上颌的描记针是否每一次都可以插入圆盘的孔中（图 91），验证所获取的正中关系是否正确。

与"卷舌后舔法"不同，哥特式弓描记法所确定的正中关系位是一个患者完全放松的位置。

随后可以将硅橡胶咬合记录材料或印模材料注入上下𬌗堤之间，记录此时上下颌的相对位置关系（图 92）。

哥特式弓描记法的优点在于可以在颌位关系记录时对所确定的正中关系进行验证确认。哥特式弓不仅可以用于记录无牙颌患者的正中关系制作全口义齿，也可以用于有牙的患者进行咬合相关治疗时获取正中关系。哥特式弓可以单独使用，也可以和面弓配合使用，后续将进行相关内容的讲解。

哥特式弓的安装

完成垂直距离的确定和记录后，将描记板和描记针分别固定到上下颌𬌗堤的𬌗面。利用哥特式弓描记法记录并转移正中关系时，所使用的𬌗托必须与黏膜密合性好且边缘伸展适当，

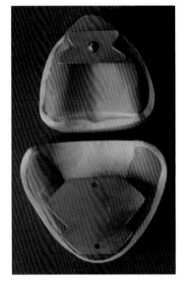

图 88

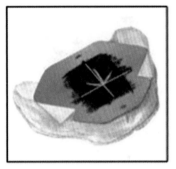

图 89

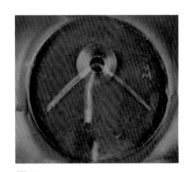

图 90

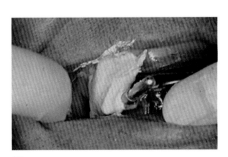

图 92

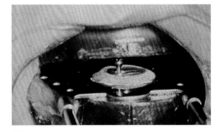

图 91

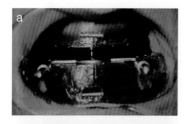

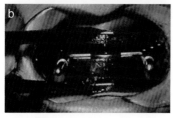

图 93

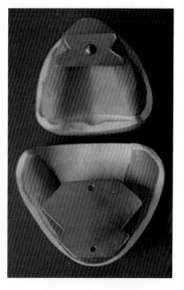

图 94

这样才能保证在正中关系记录过程中𬌗托稳定、不移位。为了保证记录的准确性，可以先在上下𬌗堤的唇面各插入一小段金属丝（图 93a、b）。在上下颌蜡堤紧密接触的状态下测量并记录上下堤金属丝之间的距离。后续在𬌗堤上安装描记针、描记板需破坏𬌗堤的𬌗面形态，而利用预先在𬌗堤唇面插入的金属丝和记录的垂直距离数值，可以再次恢复正确的垂直距离（图 94）。

有四种不同型号的描记板和两种不同型号的描记针，可以根据𬌗堤的大小选择合适的型号（图 95）。

在酒精灯上加热描记针，将其安装到𬌗堤上，使描记针位于双侧前磨牙连线的中点处。同样，加热描记板，并将其安装到下颌蜡堤上，注意使描记板与𬌗平面平行。下颌描记板可以只用于哥特式弓描记，也可以与面弓上的𬌗叉配合使用。

调整描记装置

将装有哥特式弓的𬌗托在患者口内就位，引导患者进行下颌前伸及侧方运动。如果上下𬌗托间有接触、阻碍下颌的平滑运动，需要对𬌗堤进行调整或旋转调节描记针高度以加高垂直距离。调整描记针所引起的垂直距离增高可以在后续技工程序中进行纠正，即在模型上𬌗架后降低切导针使垂直距离恢复到之前确定的正确值。

使用哥特式弓描记法时一定要保证上下颌𬌗堤之间没有接触，仅描记针与描记板接触。另外，还要保证在下颌前伸和侧方运动时描记针不会滑出描记板的后缘。如果上下颌蜡堤之间有接触、阻碍下颌的平滑运动，需要升高垂直距离或者对蜡堤进行调

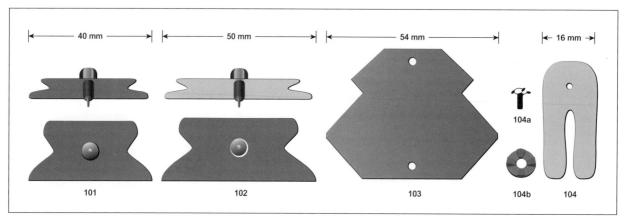

图 95

整以消除接触。如果描记针从描记板的后缘滑出，需要将描记针的位置向前调整。

用蜡笔或记号笔在描记板涂一层印记，嘱患者做下颌前后及侧方运动。可按这样的顺序进行下颌运动：前伸 – 后退，左侧 – 归位，右侧 – 归位。一般需要多次反复，直至在描记板上形成一个清晰的运动轨迹。

有些患者一开始时不能按照医嘱顺利地进行前伸与侧方运动，特别是以前的义齿存在咬合问题的患者，或者是原义齿过度磨耗导致下颌出现明显前伸的患者。这时需要先带患者练习下颌的前伸和侧方运动，再进行哥特式弓描记。对于有些实在无法进行理想的前伸与侧方运动的患者，可以让患者随意做下颌的前后左右运动，反复描记之后，可能会在描记板上形成一个菱形的轨迹，如图 96 所示，菱形的前部顶点即为正中关系时描记针的位置。

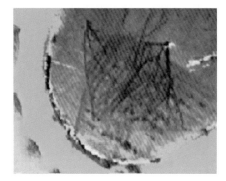

图 96

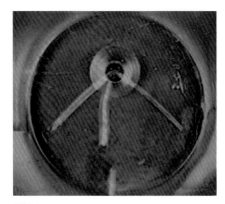

图 97

描记完成后，将 Perspe 盘固定在描记板上。Perspe 盘上有一个边缘呈斜面的小孔，其与描记针能够完美配适，安装时需要将这个小孔的中央对准描记板上哥特式弓的顶点。可以用粘蜡来将 Perspe 盘固定在描记板上（图 97）。如果联合使用哥特式弓描记技术和面弓转移，则需要用螺丝将一个有孔的树脂板固定在描记板上（图 98）。由于圆孔的直径与描记针完美配适，在下颌运动轨迹描记正确的情况下，描记针应该能够准确地落入小孔中。

在上颌蜡堤后牙区与描记针盘凹陷处所对应区域以及相对的下颌蜡堤区域制备"V"形切割槽，随后可通过在此处注射咬合记录材料来辅助记录和转移正中关系（图 99），用于最终用咬合记录材料记录上下颌位置关系。

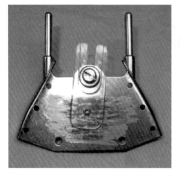

图 98

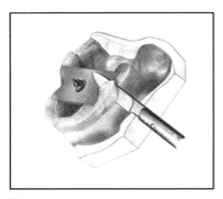

图 99

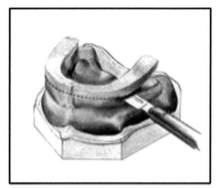

图 100

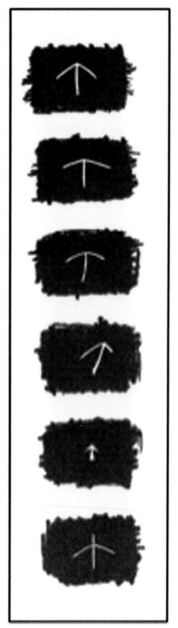

图 101

完成上述步骤后，将殆托重新口内就位，嘱患者轻轻咬合，使描记针落入描记盘上的孔中，如图 91 所示。描记针落入描记盘上后，在殆堤唇面之前刻有 V 形切迹处注射咬合记录材料（图 92）。待咬合记录结固后，将咬合记录与描记装置一起从患者口内取出，并利用这些记录将上下颌模型上殆架。最后，在殆架上通过调整切导针高度，使垂直距离恢复到之前确定的正确数值。

为了避免哥特式弓描记过程中发生垂直距离的升高，可以在安装描记板前先将上颌蜡堤切除约 5mm，为描记针安装提供空间（图 100）。殆托戴入口内后，可以利用之前在殆堤前牙唇面埋入的金属丝以及记录的垂直距离数值，通过旋转调节描记针的高度，使垂直距离恢复到之前确定的正确数值。

不同的哥特式弓描记轨迹

图 101 展示了临床中可能见到的不同的哥特式弓描记的下颌运动轨迹，这个轨迹有不同的临床意义。

典型的箭头型：无干扰的对称性轨迹说明颞下颌关节和咀嚼肌功能基本正常。

扁平型：表明下颌侧方运动时髁突在关节窝内横向运动。

不清晰的哥特式尖顶型：表明医生的操作过程不严格或者患者的下颌运动过程太放松，需要重新进行记录。

不对称型：表明一侧的颞下颌关节运动受限。

微型哥特式尖顶：表明长期的缺牙导致了关节运动受限。

垂直线超出箭头顶点：这可能由操作者用力推患者下颌向后运动造成，或者患者因旧义齿咬合不良导致了习惯性的下颌前伸。

第 5 章　咬合、𬌗架与面弓

　　全口义齿的咬合接触特征与天然牙列有所不同。对于天然牙列，侧方运动时工作侧发生接触，为尖牙引导𬌗或组牙功能𬌗，而非工作侧发生咬合分离，牙尖不接触，如图 102 所示；在前伸运动时，前牙接触，后牙发生咬合分离（Christensen 现象），如图 103 所示。

　　全口义齿的咬合应满足平衡𬌗的要求，为义齿提供稳定作用，避免下颌运动过程中义齿发生翘动。如图 104a、b 所示：全口义齿在侧方运动时非工作侧牙尖也要发生接触。如图 105a、b 所示，前伸运动过程中后牙也要发生接触，其中图 a 为半解剖式人工牙，图 b 为舌向集中𬌗式人工牙。

　　人工牙的排列要同时满足下颌前伸运动与侧方运动时平衡𬌗的要求，直接在口内排牙是难以实现的，需要在𬌗架上进行。𬌗架能够将上下颌工作模型按照口内上下颌的相对位置关系固定，并能够模拟下颌运动。在𬌗架上按照平衡𬌗要求完成排牙后口内试戴，进一步验证咬合接触情况。

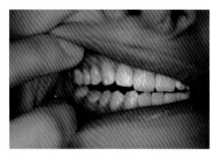

图 102

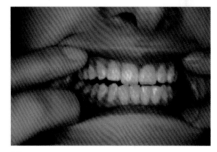

图 103

平衡𬌗

　　平衡𬌗指全口义齿的咬合接触符合以下特征。

·牙尖交错位处于正中关系范围内。

·牙尖交错位时上下后牙接触，前牙不接触。

·下颌侧方运动时工作侧与非工作侧（平衡侧）均发生上下牙齿接触。

·下颌前伸运动时上下颌前牙与后牙均发生接触。

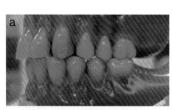

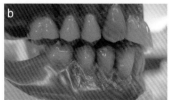

图 104

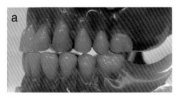
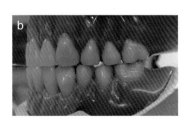

图 105

33

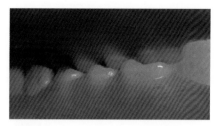

图 106

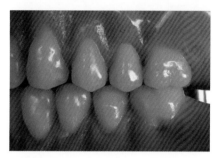

图 107

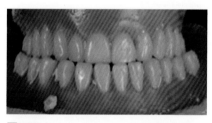

图 108

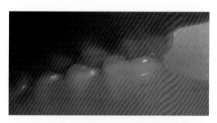

图 109

牙尖交错位处于正中关系范围内

通过前面讲述的颌位关系记录过程，医生就获取了患者的正中关系。随后，医生在此基础上进行人工牙的排列，使人工牙所引导的下颌牙尖交错位处于患者的正中关系范围内。下颌功能运动从正中关系开始，患者的颞下颌关节不紧张、处于舒适的状态，而且咀嚼肌力大、咀嚼效能高。

牙尖交错位时上下后牙接触，前牙不接触

牙尖交错位时上颌后牙的舌尖与下颌后牙的中央窝接触，如图 106 所示；同时下后牙的颊尖与上后牙的中央窝接触，如图 107 所示。

当颌骨为Ⅲ类关系时，在牙尖交错位前牙也可能发生接触，此时后牙可能为反𬌗，如图 108 所示。

侧方运动时工作侧与非工作侧（平衡侧）上下颌牙齿均发生接触

侧方运动时，工作侧上颌牙舌尖与下颌牙舌尖颊斜面保持接触，如图 109 所示；下颌牙颊尖与上颌牙颊尖的舌斜面发生接触，如图 110 所示。

非工作侧：上颌牙舌尖与下颌牙颊尖的舌斜面接触，如图 111 所示。平衡侧的接触点越多越分散，义齿在下颌运动时的稳定性越好。

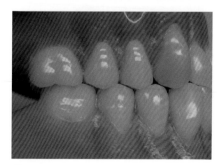

图 110

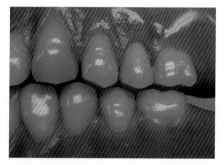

图 111

前伸运动时上下颌前牙与后牙均发生接触

下颌前伸运动时，在后牙接触的同时发生前牙的接触（图112），可以避免义齿此时发生翘动。

对于无牙颌患者，下颌运动的轨迹由髁突在关节窝内的运动特征决定。人工牙的排列应适应下颌的运动特征，下颌运动中的牙齿接触应与髁突引导的下颌运动相协调。

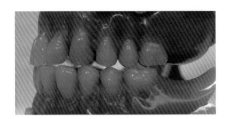

图 112

舌向集中殆

舌侧集中殆殆型是对平衡殆的改良。舌侧集中殆中人工牙在牙尖交错位时咬合接触点更少，但是能将咬合力传递到牙槽嵴顶（图 113a、b)。如图 113 所示，患者的左侧人工牙排列为舌侧集中殆，而右侧人工牙排列为传统平衡殆，可以看到二者咬合接触点的分布显著不同。

当下颌侧方运动时，上颌牙仅有舌尖与下颌牙的颊、舌尖发生接触，较少的牙尖接触更易于实现平衡殆。同时，较为平坦的下颌中央窝，也减少了下颌侧方运动时下颌义齿所受的侧向力。图 114 为同一副义齿左侧的舌向集中殆人工牙与右侧的解剖式人工牙在侧方运动时的咬合接触情况。

人工牙的排列要与下颌运动相协调，因此需要在能够模拟下颌运动的殆架上进行排牙。

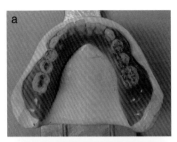

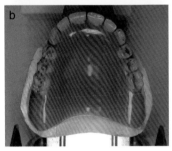

图 113

殆架的类型

殆架按照模拟下颌运动的程度可以分为 4 类。
- 简单殆架（单向运动式殆架）；
- 平均值殆架；
- 半可调殆架；
- 全可调殆架。

上述各类殆架均可用于重现牙尖交错位时上下颌的相对位置关系。

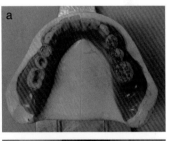

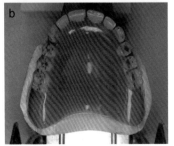

图 114[*]

<hr>

* 译者注：原书图 113 与图 114 相同，疑误

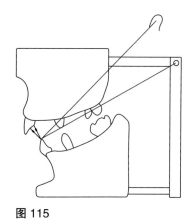

图 115

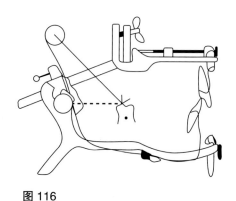

图 116

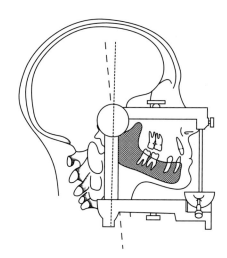

图 117

简单𬭯架不能等效模拟下颌的开闭口运动，也无法模拟下颌前伸和侧方运动。如图 115 所示，上下颌模型安装于简单𬭯架，上颌模型与𬭯架上开闭口运动铰链轴的相对位置关系是随机的，而患者口内上颌牙列和颞下颌关节铰链轴的相对位置关系是确定的，简单𬭯架无法复制该相对位置关系，因此在𬭯架上模拟的开闭口运动与实际人体的开口运动特征不一致。

Galetti 𬭯架是一种特殊类型的不需要石膏的𬭯架，同样也属于简单𬭯架，无法复制患者上颌相对于髁突的位置关系，如图 116 所示。

要准确地在𬭯架上模拟下颌运动，𬭯架上模型与𬭯架运动轴心的位置关系应与人体上下颌相对于其运动轴心的位置关系一致。由于人体上颌是固定的、下颌是活动的，上颌相对于髁突铰链轴的位置关系容易记录，因此在模型上𬭯架时首先要在𬭯架上复制该位置关系（图 117）。

将模型上𬭯架，使其相对𬭯架铰链轴的位置关系等效于口内牙列或牙槽嵴与髁突铰链轴的位置关系，不仅可以在𬭯架上模拟开闭口运动，还允许在正中关系范围内调节垂直距离。此外，由于下颌的侧方运动是绕工作侧髁突的转动，因此模型正确上𬭯架后，在𬭯架上也可以模拟下颌侧方运动。

在𬭯架上复制牙列（无牙颌为牙槽嵴）相对于髁突的位置关系有两种方法：一种是基于 Bonwill 三角平均值将模型上𬭯架；另一种方法是利用面弓记录牙列或牙槽嵴相对髁突的位置关系并转移至𬭯架上。

面弓可以机械地记录上颌牙列相对于双侧髁突的位置关系，用于确定上颌模型在𬭯架中的位置。

平均值𬭯架、半可调𬭯架或全可调𬭯架都能与面弓联合使用。这三类𬭯架是基于对下颌运动特征模拟的等效程度进行分类，主要区别在于下颌运动相关髁突参数的可调节程度。

简单殆架（单向运动式殆架）

如图 118 所示，简单殆架仅能够进行开闭口运动，不能进行侧方运动。可用于记录或检查上下牙列在牙尖交错位的咬合关系。

平均值殆架

平均值殆架的髁导斜度是不能调节的，一般前伸髁导设计为 30°，如图 119 所示。同时要注意观察，该殆架的髁导是直的，而在人体中髁突沿关节结节后斜面滑动，是一个凸向下的曲线。

半可调殆架

在半可调殆架上，髁导斜度是可以调节的（图 120）。通过获取患者的髁突运动参数，调节殆架的相关参数，可以更准确地模拟下颌运动特征。但通过观察可以发现，图 120 中殆架的髁导也是直的，大多数品牌或型号的半可调殆架的髁导都是同样的情况，与真实的髁突滑动路径不一致，因此半可调殆架上模拟的前伸运动与下颌的真实前伸运动并不完全一致。关于下颌侧方运动的模拟，有些殆架的髁突可以设置髁突的迅即侧移（图 121a），相对于其他不能调节髁突侧移的殆架更为准确（图 121b）。

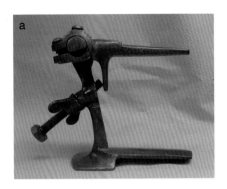

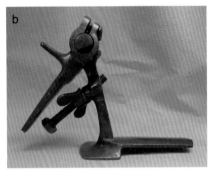

图 118

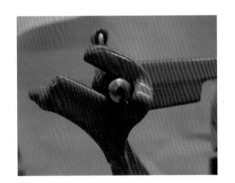

图 119

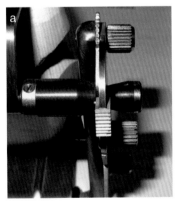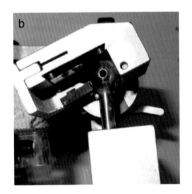

图 121

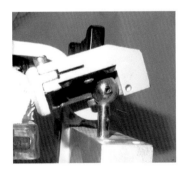

图 120

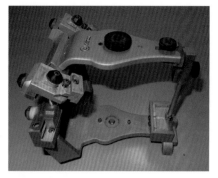

图 122

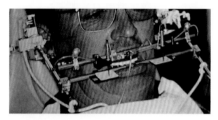

图 123

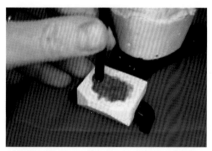

图 124

全可调𬌗架

全可调𬌗架可调节的下颌运动相关参数更多（图 122），可实现更准确的下颌运动特征模拟。下颌运动时髁突的运动轨迹可以通过超声记录法、机械描记法、电子描记法等方法获取。图 123 是一种机械描记式下颌运动轨迹记录装置，可以与 Denar 全可调𬌗架配套使用。

要在𬌗架上复制下颌运动特征，主要通过调节𬌗架上相关部件的参数实现，有些情况下也需要用自凝树脂等材料制作在𬌗架上引导个性化下颌运动的导轨。图 124 所示为个性化切导盘的制作。

髁突间距

一些𬌗架的髁突间距可以进行调整。𬌗架的髁突间距一般为 100~120mm。髁突间距对于下颌运动特征及下颌运动中牙尖运动轨迹的影响较小。图 125 所示为在髁突间距分别为 100、110、120 的情况下，下颌侧方运动时不同牙尖的运动轨迹，可以看出在功能运动范围内，不同的髁突间距下各牙尖运动轨迹基本一致。

Bennett 运动

一些𬌗架的侧方运动参数可以调整。Bennett 运动指下颌进行侧方运动时，工作侧髁突一般发生转动，非工作侧髁突发生的向前、下、内的滑动，其运动轨迹与矢状面所形成的夹角被称为 Bennett 角。非工作测髁突的运动轨迹一般是一条弯曲的线，其特征由非工作侧关节窝的内壁决定。根据非工作侧髁突向前向内运动最初 4mm 内的运动特征，分为不同的类型，其中最常见的是迅即侧移和渐进侧移。

迅即侧移是髁突离开正中关系后，基本呈直线向内运动，其运动范围最大可达 2mm。部分𬌗架可以调节髁突的迅即侧移参数。渐进侧移是髁突成比例的、逐渐的向内向前运动，轨迹比较平缓。Bennett 角的平均值通常介于 7°~15°。

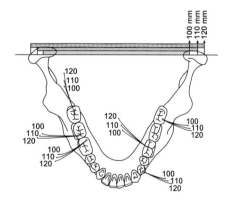

图 125

Arcon 型𬌗架和 Non-arcon 型𬌗架

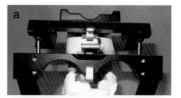

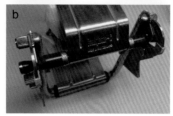

图 126

基于𬌗架关节部位的结构设计不同可以分为 Arcon 型和 Non-arcon 型。Arcon 型𬌗架（图 126a）的髁球与下颌体相连，髁突窝与上颌体相连，与人体的解剖一致。Non-arcon 型（图 126b）𬌗架的髁球与上颌体相连，髁球运动的轨道与下颌体相连，与人体的解剖结构相反。应用于全口义齿的制作过程时，二者的精度基本无差异。

Denar 𬌗架

Denar 𬌗架有不同的类型，以满足不同的临床需求。

Model 310 型

图 127 所示的 Model 310 型𬌗架为平均值𬌗架，其前伸髁导斜度固定为 25°，侧方髁导斜度（Bennett 角）固定为 15°。一般用于复制前导的修复或制作后牙𬌗分离的修复。

与之同类的𬌗架有 Denar Automark 𬌗架和 Whipmix Model 100 𬌗架。

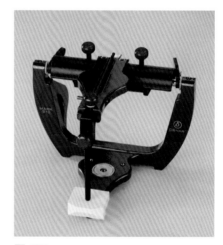

图 127

Model 320

图 128 所示的 Model 320 型𬌗架为一类半可调𬌗架，可以调节前伸髁导斜度，但是侧方髁导斜度固定为 15°。当工作侧为组牙功能𬌗或尖牙引导𬌗、非工作侧有良好的𬌗分离时可以使用该类𬌗架。

与之同类的𬌗架有 Whipmix 2240 𬌗架。

Model 330

图 129 所示的 Model 330 型𬌗架也是一类半可调𬌗架，除前伸髁导可以调节外，还可以调节侧方髁导斜度以及迅即侧移，是用于制作全口义齿平衡𬌗的理想𬌗架。

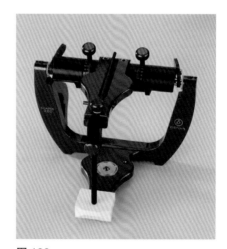

图 128

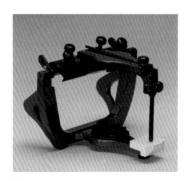

图 129

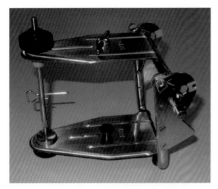

图 130

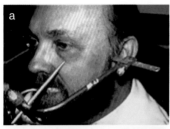

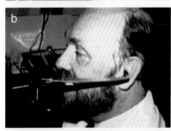

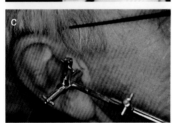

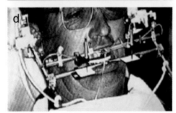

图 131

与之同类的𬌗架有 Ivoclar Stratos 200 以及 Ivoclar Stratos 300 𬌗架。

Condylator 𬌗架

图 130 所示的 Condylator 𬌗架是一种半可调、Non-arcon 型𬌗架，其前伸髁导可以调节，但是髁间间距和侧方髁导斜度为固定的平均值。

由于修复体制作过程中需要将𬌗架反复开合，此类 Non-arcon 型𬌗架相对于 Arcon 型𬌗架使用更方便。

与之同类的𬌗架有 Candulor CA Ⅱ型𬌗架，该𬌗架可以配套不同的面弓使用。

面弓的类型

面弓可用于以下情况。
- 记录髁突和上下颌骨之间的相对位置关系；
- 记录参考平面；
- 确定模型在𬌗架中的位置；
- 记录髁突运动的角度（下颌面弓）；
- 记录髁突运动的轨迹（运动面弓）。

记录髁突和上下颌骨之间的相对位置关系

面弓的最主要作用是记录牙列与髁突的相对位置关系，对于无牙颌，可以记录牙槽嵴与髁突的相对位置关系。图 131 为四种面弓：Dentaus 面弓（a）、Denar 面弓（b）、Condylator 面弓（c）和 Denar 运动面弓（d）。

根据面弓设计种类不同，可用于记录上颌牙列与髁突的位置关系或下颌牙列与髁突的位置关系。临床中可见的大多数面弓是记录上颌牙列与髁突的位置关系，也有专门设计的下颌面弓可记录下颌与髁突的位置关系。

面弓记录了牙列与髁突的位置关系，可用于确定模型在殆架中的位置，使模型与殆架髁球的位置关系等效于人体中牙列与髁突的位置关系（图 132a、b）。在此基础上，模型在殆架模拟下颌运动过程的运动轨迹与患者真实的运动轨迹更接近。

当上颌模型或下颌模型利用面弓上殆架之后，再使用上下颌的正中关系咬合记录将对颌模型上殆架（图 133）。

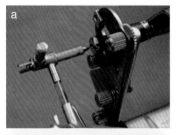
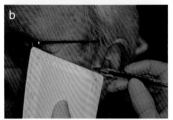

图 132

记录髁突运动的角度（下颌面弓）

下颌面弓使用过程比较复杂，临床中不常见，但下颌面弓具有上颌面弓不具备的功能，可以测量前伸髁导斜度（图 134）。

上颌面弓需要单独的步骤来获取前伸髁导斜度。

记录参考平面

面弓可以用来将殆平面转移至殆架。面弓在人体安装完成后，可以记录眶耳平面或鼻翼耳屏平面等平面，并将该平面转移至殆架，使殆架的上下颌体与眶耳平面平行或与鼻翼耳屏平面平行，用于后续排牙或制作修复体的参考。

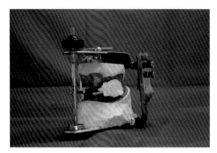

图 133

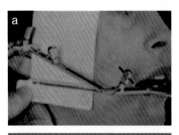
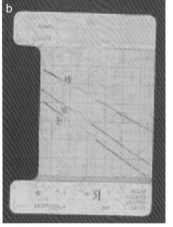

图 134

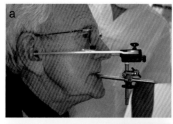

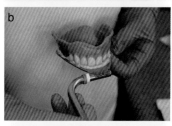

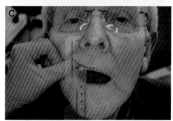

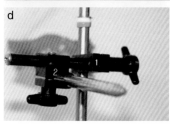

图 135

确定模型在𬌗架中的垂直位置

有些面弓可以确定模型在𬌗架上的垂直位置，以确保义齿设计与制作过程中测量前伸髁导斜度的参考平面一致。

图 135a~d 所示为临床中使用 Denar 面弓的基本流程。

记录髁突运动轨迹（运动面弓）

运动面弓可以记录下颌运动中髁突的运动轨迹，如图 131d 所示。全可调𬌗架需要配套运动面弓使用。

运动面弓不仅可以通过下颌运动轨迹获取准确的前伸髁导斜度、侧方髁导斜度等髁突运动参数，而且可以描记出下颌运动铰链轴的真实位置（图 132）。基于髁突铰链轴的实际位置，调整𬌗架上髁球的位置，使𬌗架上模型与下颌运动铰链轴的相对位置关系与人体中牙列与下颌运动运动铰链轴的相对位置关系一致，在𬌗架上模拟的下颌运动特征更为准确。

平均值面弓髁突铰链轴的定位是基于人体测量学平均值确定的，与真实的髁突铰链轴位置有所差异。不同的平均值面弓确定髁突铰链轴位置的方法有所不同，多数面弓是基于外耳道与髁突中心之间距离的平均值确定。平均值面弓使用简单，是修复临床中的常用工具。

Denar 面弓应用的临床步骤

Denar 面弓是一种外耳道式面弓，通过记录外耳道与上颌的相对位置关系来获取髁突与上颌的相对位置关系，因此是平均值面弓。利用 Denar 面弓可以将参考平面以及上颌模型与髁突的相对位置转移至𬌗架，但是不能获取前伸髁导斜度等髁突运动参数。Denar 面弓使用的临床步骤如下。

1. 在𬌗叉表面放置硅橡胶咬合记录，将上颌𬌗托（本例中𬌗托已在口内完成前牙排列）就位，待咬合记录固化后，在𬌗叉表面形成用于上颌𬌗托就位的印记。一般把𬌗叉柄放在患者右侧（图 135b）。

2. 𬌗托复位于口内，用面弓配套的标记尺，在面部标记一个参考位置，作为参考平面的前部参考点（图 135c）。

3. 将𬌗叉与万向关节连接（图 135d）。

4. 松开万向关节的固定螺丝，调整弓体使外耳道支撑球位于外耳道内，耠叉对位于口内的耠托（图 135a）。

5. 调整弓体角度，使弓体前部的参考点指示器对准刚才在患者面部标记的前部参考点（图 136）。

6. 拧紧万向关节的固定螺丝。检查确认外耳道支撑球、耠叉是否稳定就位，前部指示器是否准确指向参考点。

7. 从患者头部取下面弓。获取上下颌正中关系咬合记录，该步骤可以在面弓转移前进行。

8. 从弓体取下万向关节及耠叉部分，注意不能松开万向关节的固定螺丝。将上颌耠托复位于耠叉，图 137 所示。

9. 卸下耠架的切导盘，以安装转移台（图 138）。

10. 用转移台将万向关节及耠叉安装在耠架上，如图 139 所示。

11. 将上颌模型就位在耠托上，如图 140 所示。由于上颌石膏模型具有一定的重量，而耠叉距离万向关节又有较长的悬臂，耠叉可能会受压导致移位，可以使用图 141 所示支撑杆稳定耠叉，避免在上架过程中发生移位。

12. 使用石膏将上颌模型固定在耠架上，如图 142 所示。

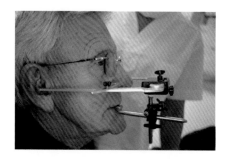

图 136

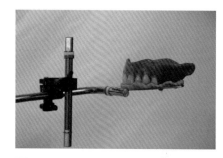

图 137

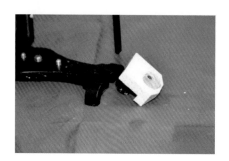

图 138

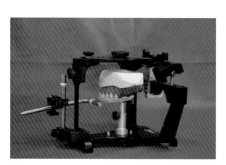

图 141

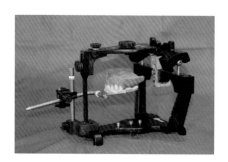

图 139

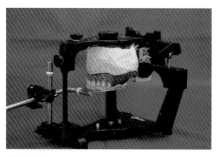

图 142

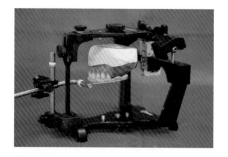

图 140

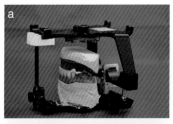

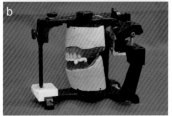

图 143

13. 使用正中关系咬合记录及下殆堤将下颌模型对位于殆架并用石膏固定，如图 143 所示。

Condylator 面弓应用的临床步骤

Condylator 面弓是一种下颌面弓，除可记录下颌与髁突的位置关系外，还可以获取前伸髁导斜度。Condylator 面弓可以与哥特式弓配套使用，以记录正中关系。

当完成颌位关系记录过程中确定垂直距离的步骤后，按照以下步骤使用 Condylator 面弓完成正中关系记录与颌位关系转移。

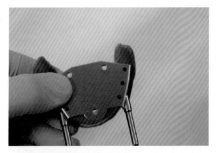

图 144

1. 选择一个大小合适的描记板，与下颌殆托连接，注意描记板的平面与殆堤确定的咬合平面基本平行，如图 144 所示。

2. 在外耳道与外眦连线上外耳道前方 13mm 处标记髁突位置，见图 132b。

3. 将弓体与描记板连接，如图 145 所示。将殆托复位于患者口内，调整弓体宽度与患者面部适应。

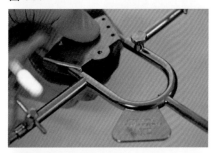

图 145

4. 松开万向关节固定螺丝，调整髁突指针使其对应于患者髁突标记点后拧紧万向关节固定螺丝，见图 131c。

5. 移除面弓弓体，利用描记板与对颌描记针记录正中关系。

6. 从口内取出殆托，将下颌模型对位于下殆托。

7. 将面弓与殆架组装。借助转移台将面弓的髁突指针与殆架上髁球对齐，将下颌模型与髁突的位置关系转移至殆架，如图 146 所示。

8. 用石膏将下颌模型固定，利用正中关系咬合记录将上颌模型上殆架，如图 147 所示。

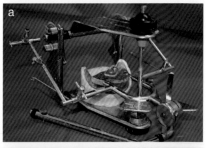

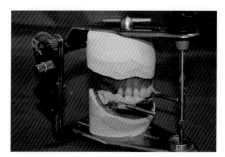

图 147

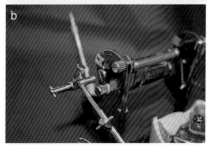

图 146

模型分离式上殆架

模型上殆架后，在后续义齿制作过程中，需要将模型反复从殆架上取下并重新安装回去，因此需要采用模型分离式上殆架，如图 148 所示。将模型底座的边缘打磨出多个斜坡（图 149），在底座表面涂布分离剂，之后再使用石膏将模型上殆架。当上架用的石膏结固后，通过轻轻敲击即可以将模型从殆架上脱离下来。

利用底座的斜坡，模型可以重新对位在殆架上，如果要将模型与上架的石膏结合得更牢固，可在边缘用粘蜡固定（图150）。

使用 Gerber 面弓结合哥特式弓记录前伸髁导斜度

本例中使用的哥特式弓可以不配套面弓单独使用。制作精良、伸展充分的殆托是使用哥特式弓以及面弓的基础。在使用面弓以前，应已确定了合适的垂直距离。

在使用面弓与哥特式弓过程中，会破坏已确定的垂直距离，因此需要在开始操作之前在上下殆堤的唇面插入一小段金属丝，并记录上下殆堤金属丝之间的距离，作为垂直距离的记录，如图 151 所示。

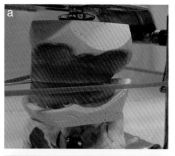
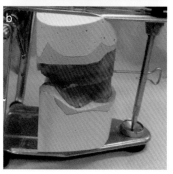

图 148

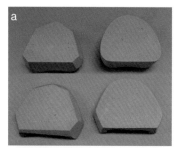
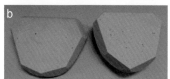

图 149

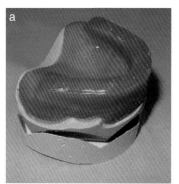
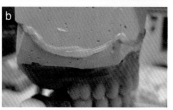

图 150

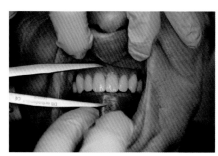

图 151

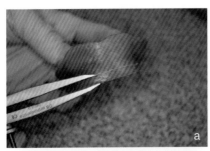

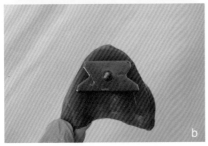

图 152

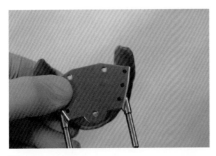

图 153

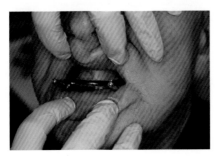

图 154

1. 标记出髁突位置，可以通过髁突触诊的方法，也可以选择外耳道与外眦连线上外耳道前方 13mm 的位置，见图 132b。

2. 选择哥特式弓的描记板与描记针，如图 144 所示，有不同的大小可供选择。

3. 将上颌殆堤殆平面切去 5mm 左右，如图 152a 所示。

4. 烫上颌蜡殆堤，将描记针固定于其上，描记针一般位于左右前磨牙的连线位置，如图 152b 所示。

5. 选择一个合适的描记板用蜡固定在下颌殆堤上，尽量与殆平面平行，如图 153 所示。

6. 将上下殆托口内复位，检查上下颌之间除描记针与描记板之外没有其他接触。

7. 调整描记针的高度，使描记针与描记板接触的情况下，上颌殆堤唇面所埋金属丝之间的距离等于刚才记录的垂直距离，如图 154 所示。

8. 引导患者反复进行前伸与侧方运动。运动过程中应仅有描记针与描记板发生接触，如果殆堤发生接触，需调整掉接触部分；如果描记针滑出描记板，需要调整描记针的位置。

9. 将面弓的殆叉与描记板连接在一起，如图 155 所示。让患者咬合，避免面弓移动。

10. 松开面弓固定螺丝，调整髁突指针位置，使其对准标记的髁突位置，再次固定面弓弓体。髁突处描记笔尖端离开皮肤 1mm 左右（图 156）。

11. 让患者练习前伸与后退运动，待患者能在医生引导下正常完成前伸与后退运动后，将描记纸插入描记笔和皮肤之间。

12. 调整描记纸的方向，使描记纸上的水平线与面弓的水平指示杆平行。

13. 操作者要固定住描记纸，避免其在下颌运动过程中移动。

14. 引导患者进行下颌前伸运动，在描记纸上描记出运动轨

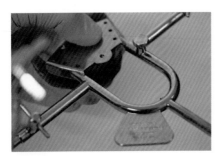

图 155

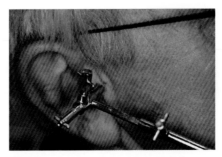

图 156

迹，如图 157 所示。

15.反复描记三次以上，确保所记录的轨迹基本一致。

16.取下面弓，利用转移台上殆架。在上殆架之前，各关节的固位螺丝拧紧。

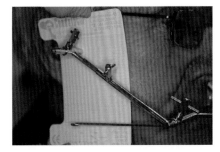

图 157

使用哥特式弓获取正中关系。用蜡笔或记号笔在描记板上涂一层颜色印记，嘱患者进行反复的前伸及侧方运动。运动要按照前伸运动–归位、左侧运动–归位、前伸运动–归位、右侧运动–归位的顺序进行，在描记板上画出清晰的箭头状印记，如图 158 所示。

部分患者需要进行练习才能顺利完成上述动作，特别是旧义齿的牙尖交错位与正中关系不一致，导致出现习惯性下颌前伸或偏斜的患者。

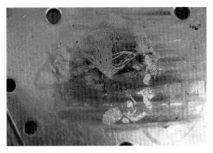

图 158

对于这些无法顺利进行前伸与侧方运动的患者，尽量让他们尝试从下颌不同的前后位置进行左右侧方运动，反复描记之后，可能会在描记板上形成一个菱形的轨迹，如图 159 所示，菱形的前部顶点即为正中关系时描记针所对应的位置。

描记完成后，在描记板上固定一个带有圆孔的透明树脂片，孔的位置对准所描记轨迹的顶点。用螺丝（图 159）或用粘蜡（图 160）将树脂片固定。树脂片中孔的大小刚好与描记针顶端匹配。如果记录的正中关系准确，患者自然闭口时描记针应刚好对位于圆孔（图 161），此时使用硅橡胶咬合记录材料记录上下殆堤的相对位置关系（图 162）。

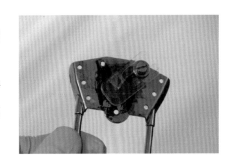

图 159

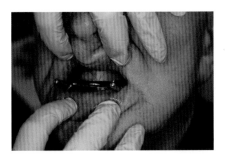

图 161

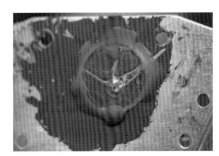

图 160

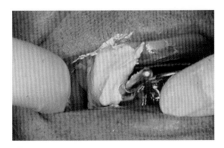

图 162

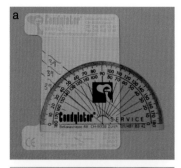

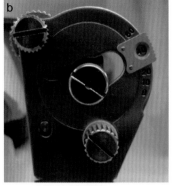

图 163

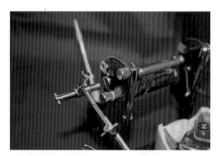

图 164

将颌位关系转移至𬌗架

通过前述髁突运动描记笔在描记纸上记录的三条髁突前伸运动轨迹，可以利用量角器测量出髁突的前伸髁道斜度并计算平均值。基于该数值调整𬌗架的前伸髁导斜度（图 163a、b）。

本病例使用的是下颌面弓，用于下颌模型上𬌗架。在转移台上调节万向关节位置，使髁突指针指向𬌗架的髁球，如图 164 所示。此时即可复制下颌相对于实际髁突的位置关系（图 165）。

下颌模型复位于下𬌗托，用石膏固定于𬌗架。利用正中关系咬合记录将上颌𬌗托及上颌模型对位于下颌模型，用石膏固定上颌模型于𬌗架（图 166）。

为简化操作，在前述颌位关系记录过程中，安装哥特式弓描记针和描记板时也可以不修整降低𬌗堤，在此基础上上𬌗架会导致垂直距离增加，以及髁道斜度斜度记录值减小（4~6 度）。上𬌗架时需要调整𬌗架的切导针长度来恢复原来确定的垂直距离。

除此以外，在𬌗架上调整垂直距离也会影响到所记录的前伸髁导斜度数值。对于本例所使用的 Condylator 𬌗架，建议调整 1mm 的垂直距离时，应对应调整 0.5 度或 30 角分（1 角分 =1/60 度）的前伸髁导斜度。

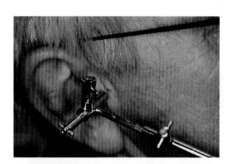

图 165

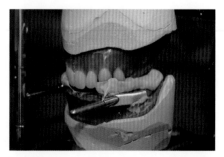

图 166

第 6 章　美　观

在颌位关系记录与转移过程中，应同时完成前牙大小、形状的选择。本章将讨论选牙及排牙的原则与方法。

复　制

获取患者满意的前牙外观最理想的方案是复制患者原有的天然牙列，或者复制患者对外形满意的旧义齿。

天然牙列

无牙颌患者的天然牙列已经缺失无法参考，可以参考患者天然牙列存在时的旧照片，指导全口义齿制作过程的选牙与排牙。如果患者有需要，也可以将人工牙进行部分磨损或染色使之与天然牙更为相似，有部分余留天然牙行可摘局部义齿修复时这种需求比较常见。

基于患者的照片可以通过以下测量方法来估计人工牙的大小。

1. 测量患者瞳孔间距；

2. 测量旧照片上的瞳孔间距，再用患者实际瞳孔间距除以照片上的瞳孔间距；

3. 将前一步骤所得值乘照片上两颗中切牙的宽度；

4. 再除以 2 即为中切牙的宽度。

基于上述结果去选择合适宽度的中切牙，再根据中切牙的尺寸选择其他人工牙。

旧义齿

翻制一副旧义齿的模型可以使技师获取旧义齿的各种形态特征信息，并将其体现在新的义齿上。患者戴着旧义齿的照片对全口义齿的制作也有参考价值。

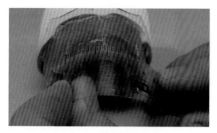

图 167

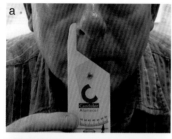
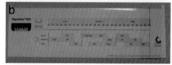

图 168

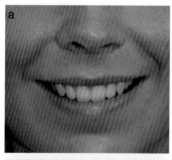
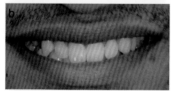
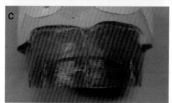

图 169

选 牙

大 小

有多种方法可以确定六颗前牙的总宽度。

·嘴唇放松，在殆堤上标记口角的位置，测量殆堤左右口角线之间的距离，如图 167 所示。

·使用直尺在蜡殆堤上标记出内眦到鼻翼的延长线，即为尖牙的标记线。

·测量放松状态下鼻子的最宽点，在此基础上增加 5mm 即为前牙的直线宽度。

·使用 Candulor 公司的鼻翼测量尺，通过鼻子的宽度来估算牙齿的大小。该工具针对不同的鼻子宽度推荐了相应的前牙大小（图 168a、b）。

人中的宽度可以用于估计中切牙的宽度（图 169a）。中切牙的高度一般等于或略大于切牙切端到笑线的距离（图 169b），如果是由技师在技工室完成排牙，医生需要在临床试戴殆托时标记出笑线的位置（图 169c）。

对于高位笑线患者，建议选择较大的中切牙，避免露出基托部分。

一般来讲，身材高大的人以及面型宽大的人应选择较大的人工牙。

颜 色

颜色的三要素包括亮度（明度）、饱和度（彩度）、色调（色相）。图 170 所示的 Vita 3D-Master 比色板可以体现出颜色的三要素信息。

首先决定人工牙的亮度（明度），与患者的肤色协调。一般

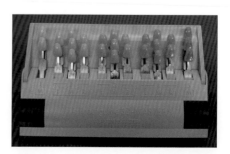

图 170

来说，老年患者应该选择更暗的人工牙。图171a显示了一位老年患者的人工牙亮度太高，与他的肤色及年龄不匹配；图171b中使用了亮度相对低的人工牙。

之后选择人工牙颜色的饱和度（彩度）。同一牙列中的不同人工牙可以有不同的饱和度，以呈现自然的外观。例如，尖牙一般看起来比切牙颜色更深，可以选择高一级饱和度的人工牙。

最后选择人工牙的色调（色相），因为人眼对颜色的色调特征敏感性最低。

按照以下流程或者厂商的推荐方法使用比色板。

1. 亮度选择

· 将比色板置入患者口内，操作者与患者距离一臂左右。

· 使用1~5五个亮度等级组中色调为M、饱和度为2的色卡组用于亮度选择（图172a）。

· 从最暗的组开始，基于患者的肤色匹配合适亮度的色板。

2. 饱和度选择

· 在已决定的亮度组中，将中间色调M的色卡组取出，将其扇形展开（图172b、c）。

· 选择一个患者满意的饱和度。

3. 色调选择

· 在已决定的亮度组中，取出饱和度相对合适的M组及其两侧的L和R色比色片，看是否需要偏红或偏黄的色调（图172d）。

目前临床中有多种类型的比色板，使用前应认真阅读使用说明，了解比色板的使用方法。

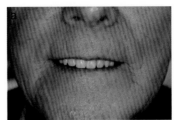
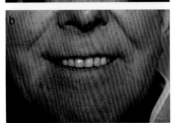

图 171

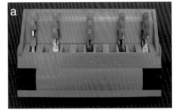
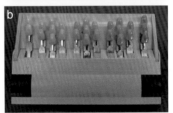

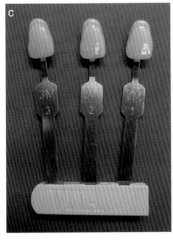
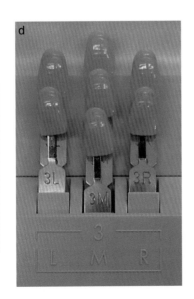

图 172

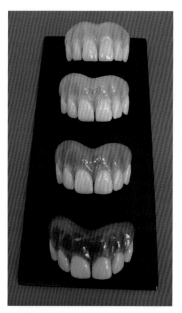

图 173

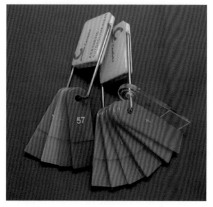

图 174

目前临床中也有很多不同颜色和透明度的基托树脂可供选择，要根据患者原有的牙槽嵴颜色特征选择合适的基托树脂。不同颜色和透明度的基托树脂对于人工牙颜色的选择也有一定的影响（图 173）。有些厂家也会提供基托树脂的比色板（图 174）。

形 状

人工牙前牙的外形主要有方圆形、卵圆形、尖圆形三大类，每种形状有不同的尺寸。

以下为选择牙齿形状的方法。

· 如果患者对旧义齿满意，可以使用与旧义齿外形一致的人工牙。

· 根据患者的面型决定人工牙的形态，如图 175 所示。

· 根据患者上颌牙弓的形状决定人工牙的形态，如图 175 所示。

有些品牌的人工牙还有男性系列和女性系列可选择（图 176）。

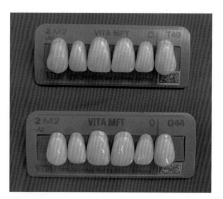

图 176

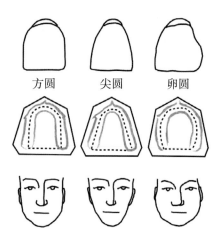

| 方圆 | 尖圆 | 卵圆 |

图 175

当没有旧义齿或牙齿缺失前的照片可供参考时，一般基于患者的面部形态特征选择人工牙的外形。评估患者的面型，按照以下方法选择与之匹配的人工牙形态。

方圆形人工牙，匹配额部较宽、颏部方圆的面型（图177）。

卵圆形人工牙，比方圆形相对精致、圆润，匹配颧骨呈向外凸形、颏部略尖、下颌下缘呈圆曲线式的面型（图178）。

尖圆形人工牙，匹配颊线自上而下明显内聚、清瘦的三角形面型（图179）。

长方形人工牙，匹配长方形的面型（图180）。需要注意的是，不是所有的品牌都有长方形的人工牙。

排　牙

排牙的过程一定要征求患者的意见或有患者参与，排牙前应向患者了解以下信息：

· 是否需要以复制旧义齿的方式来制作新义齿？

· 是否按照标准的牙齿排列特征来排列义齿人工牙？

· 是否需要复制原有天然牙列的排列？如果需要复制原有天然牙列的排列特征，患者需要提供能清晰说明原有天然牙列排列特征的照片。

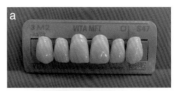
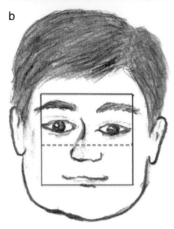

图 177

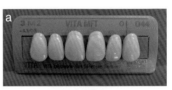
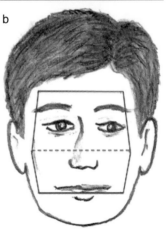

图 178

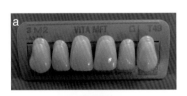
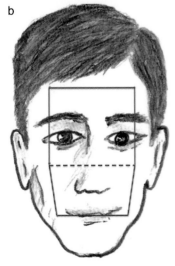

图 179

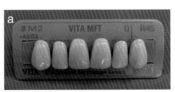
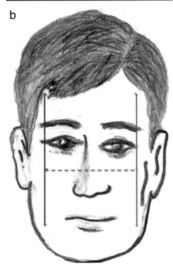

图 180

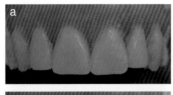
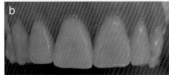
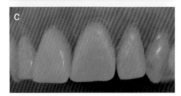

图 181

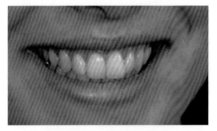

图 182

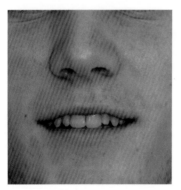

图 183

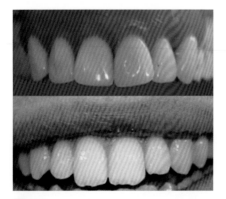

图 184

排牙的过程中有患者的参与可以避免后期反复调整，能节约很多时间。

前牙的排列

前牙的排列首先要符合基本要求，在此基础上可根据患者的需要进行适当调整，以反映出患者个性化的面部特点。图181a为按照前牙排列标准要求完成的人工牙，表现出左右对称的特征，这种情况在实际的天然牙列中并不常见。图181b、c所示为图181a的人工牙牙列经过适当调整，左右两侧出现细微的差别，人工牙之间留下小间隙，左右侧切牙长度略有不同，表现出更自然的外观。

个性化前牙排列的其他要点及技巧见下文。

·切牙切端的连线要与唇线平行。当微笑时，上颌切牙切端及尖牙牙尖的连线与下唇线弧度一致，如图182所示。

·中切牙的长轴与左右人中线一致，图183所示。

·如果想要前牙排列有更强的男性化气质，可将中切牙远中沿中线向外轻微扭转，使中切牙的远中边缘嵴比近中边缘嵴更靠唇侧，如图184所示，这样牙齿看起来显得更宽，与男性较水平的眉形及前额宽度更匹配。

·相反的，将中切牙远中略向内扭转，并将侧切牙排列得较中切牙略偏唇侧些，如图185所示，可以使牙齿看起来显得更窄，以匹配女性倾斜的眉形和缩窄的前额，使牙列显得更为女性化。

·无论眉形是水平型还是倾斜型，均可以通过将侧切牙和尖牙向近中旋转，以显得更宽，匹配更平的颊部。

·无论眉形是水平型还是倾斜型，均可以通过将侧切牙和尖牙向远中旋转，如图186所示，以显得更窄，匹配消瘦的脸颊。

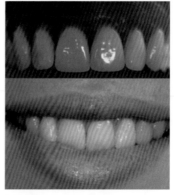

图 185

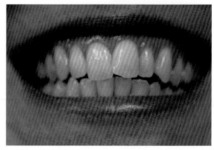

图 186

·颌位关系记录过程中，上颌殆托通过口内试戴与修整，已获得了患者满意的口唇支撑效果。中切牙与侧切牙的唇面凸度应以殆堤的唇面为依据进行排列，以获得让患者满意的侧面型（图187）。

·中切牙之间的中线位置应根据鼻的位置偏斜进行调整（图188）。

·尖牙的倾斜角度可根据颊部的偏斜略行调整（图189）。

·下前牙的排列应使下唇获得自然的支撑（图190）。下前牙排列的位置可以使用中性区技术来确定。中性区技术可以记录下唇在下颌运动中的位置信息，从而辅助下颌前牙排列位置与角度的确认（图191）。

·一般情况下，上前牙在口外显露更多，因此医生和技师可能更关注上前牙的排列。但是，下前牙的排列对于美学同样重要，特别对于老年人，下前牙显露得更多。左右不对称的牙齿排列看起来更自然。如图192所示，在牙齿角度和间距上做细微的调整，使牙齿的排列与面部发育的不对称特征更协调，进而更自然。

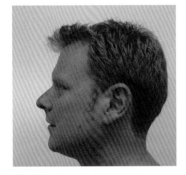

图 187

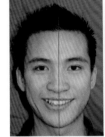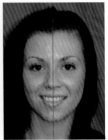

图 188

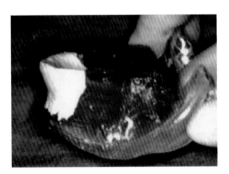

图 191

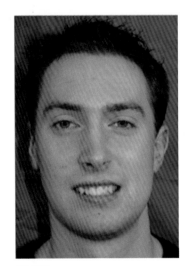

图 189

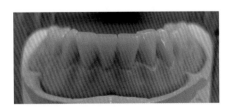

图 192

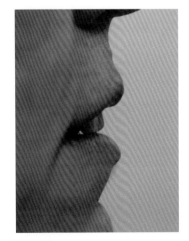

图 190

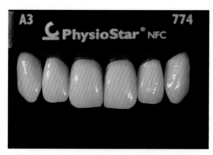

图 193

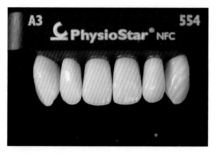

图 194

阳刚与阴柔

一般来说，外形方正、轮廓分明的牙齿会产生更为阳刚的外观；而纤细、圆钝的牙齿会产生更为阴柔的外观。图 193 显示了一组典型的男性牙齿，图 194 显示了一组典型的女性牙齿。

即使使用相同的人工牙，通过不同的牙齿排列也可以体现出更阳刚或更阴柔的外观，如图 195 所示。

改变牙齿形状

选择了大小外形基本合适的人工牙后，也可以使用钨钢或碳化硅磨头对人工牙的外形进行调整。通过调整人工牙的唇面和切缘，即可以显著改变人工牙的外形，一般情况下不需调改近中面和远中面。成品人工牙都具有理想的切端外形以及半透明的特点。但是对于大多数老年人来说，不会具有这种理想状态的、切端半透明的前牙，如图 196 中上排人工牙，在老年患者义齿中使用这种人工牙会显得不自然。针对这种情况，可以将人工牙的切端进行适当打磨，制作出磨损的状态，以模拟出更自然、更适合老年患者的效果，如图 196 中下排人工牙。

调整龈缘的位置也可以改变人工牙的外形。如图 197 所示，三组人工牙的形状和排列是一致的，但是通过制作不同的龈缘位置与外形，展现出了不同的修复效果。

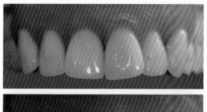

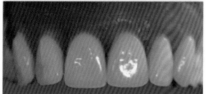

图 195

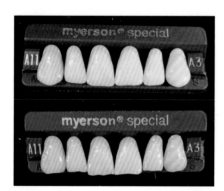

图 196

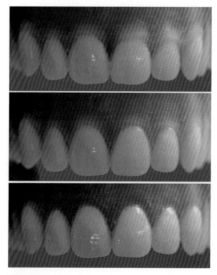

图 197

形成个性化特征

尖牙颜色

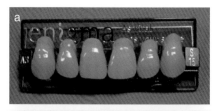

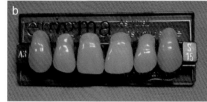

图 198

改变尖牙的颜色是排牙时形成个性化特征的一个比较简单的方法。在天然牙列中，尖牙的确会显得比较暗，复制这种特征可以令义齿的外观显得更为自然。如图 198 所示，尖牙比中切牙和侧切牙的明度更低，复制了天然牙列的特点。

人工牙一般情况下是成套生成并售卖的，但也有些厂商会单独提供成对的尖牙（图 199），以便于满足临床对于尖牙颜色的个性化需要。

磨耗与磨损

大多数戴全口义齿的患者都是老年患者，假如他们的天然牙还存在的话，应该已发生了磨耗与磨损。因此，如果要让义齿显得自然，应该在人工牙上反映出一定的磨耗或磨损状态。

磨耗指天然牙与对颌牙的咬合导致的牙体组织丧失，如图 200 所示。建议排牙过程完成后在抛光阶段制作这种状态。在前伸或侧方运动过程中，通过调整牙齿接触可以有效地模拟与患者年龄相符的磨耗特征。在图 200 中，可以看到天然牙齿磨耗情况，在图 201 中，在人工牙上复制该磨耗情况。

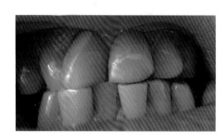

图 199

要复制磨耗特征，首先要寻找在侧方过程中人工牙发生接触的区域。之后保持磨头与运动方向平行，磨除部分切端，使上下人工牙发生接触的面积变大。重复上述步骤，直到达到预期效果（图 202）。上述过程同时会磨除部分人工牙半透明的釉质区域，更好地模仿老年人磨耗后的天然牙特征。

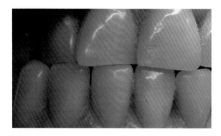

图 200

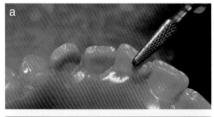

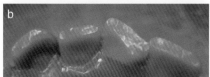

图 202

图 201

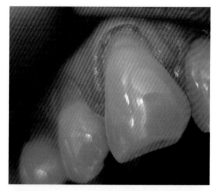

图 203

磨损是指外界物质与牙齿摩擦导致的牙体组织丧失，最常见的原因是刷牙过程中牙刷与牙膏对牙齿造成的磨损。这种磨损一方面可能造成牙齿表面组织的均匀丧失，也可能在靠近龈缘部位形成较深的缺损。这种情况在尖牙及第一前磨牙最为常见，因此制作义齿时在对应人工牙上制作出这些特征会使义齿的仿真程度更高。对牙齿颈部进行染色也可以增强上述特征。图 203 显示了天然牙的磨损和颈部颜色加深；图 204 显示了义齿上模拟的牙齿磨损和颈部深染。

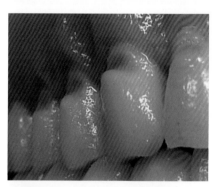

图 204

染 色

人工牙的局部染色也是义齿体现个性化特征的一个常用方法，特别是对于有余留天然牙患者的义齿修复，需要对照天然牙匹配义齿人工牙的颜色特征（图 205）。个别牙齿的局部染色，特别是与磨损或磨耗特征的模拟结合使用时，能够提升义齿的仿真效果。图 206 所示为一副左侧经过染色的义齿。

人工牙根据材料的不同，例如瓷或树脂，可以选择不同的染色套装，如图 207 所示。

高位笑线的处理

当患者属于高位笑线时，不能用人工牙填满上唇以下的空间，否则牙会很长，外观不理想，需要暴露出一部分基托，此时基托应呈现出自然的牙龈轮廓。

将人工牙颈部周围的基托蜡修整形成与患者年龄匹配的轮廓，显露出外观自然的人工牙颈部，如图 208 所示。

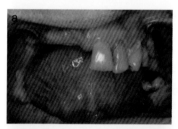
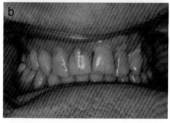

图 205

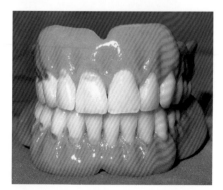

图 206

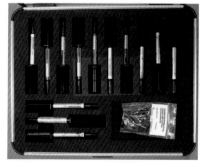

图 207

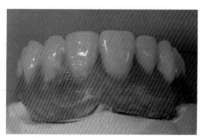

图 208

人工牙邻面外展隙区域的基托处要形成小的凹陷，以便在人工牙之间形成阴影，这样有助于突出牙龈的颜色。图209展示的义齿蜡型，龈缘形态理想、人工牙根部有根形突起，表现出自然的外观。

点彩是牙龈表面的点状凹陷，光线在点彩部分会发生散射。图210中可见，光线进入口腔后在基托表面的点彩处发生散射，基托显得更为柔和，外观更逼真、自然。

牙龈也可以进行局部染色。图211所示为一例匹配黑人患者下颌天然牙龈颜色而进行牙龈局部染色的半口义齿。

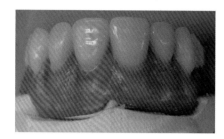

图209

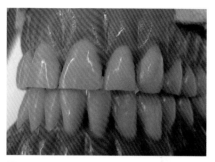

图210

人工牙

目前市场上有很多制造商提供的各种各样的人工牙。制作人工牙的材料主要有树脂、复合材料、瓷。

树脂人工牙是全口义齿制作中最常用的。目前树脂人工牙的制作工艺已经成熟，具有良好的耐磨性和颜色稳定性。现在已有由多层不同颜色树脂制作的人工牙，具有非常优秀的美学效果。

复合材料制作的人工牙（又称塑钢牙）比树脂人工牙硬度更高、更耐磨，并且美学性能也出色；其不足在于与树脂基托的化学结合不好，制作过程中使用不当易发生义齿人工牙的脱落。有些塑钢牙的组织面为树脂，内部为树脂核；也有些塑钢牙内部为一个开口向组织面的空腔，用于增加与树脂基托的机械结合。

瓷材料制作的人工牙临床中不常用。瓷人工牙与树脂基托不能发生化学结合，需要特殊的结构设计与树脂基托发生机械嵌合。

图212中分别为色调和形态一致的树脂人工牙（左）、复合材料人工牙（中）、瓷人工牙（右）；上图为光从牙齿背面投射的效果，下图为光从牙齿正面投射的效果。

前牙选择人工牙主要是考虑美学问题，后牙的选择主要考虑咬合问题。根据后牙的𬌗面形态，可以分为解剖式牙、半解剖式牙、舌向集中𬌗牙及平尖牙。基于平衡𬌗的需要以及患者的个性化特征，选择形态合适的人工牙。

以下简要介绍一些主流品牌人工牙的特点。

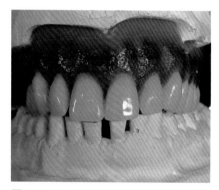

图211

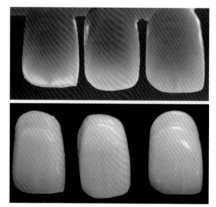

图212

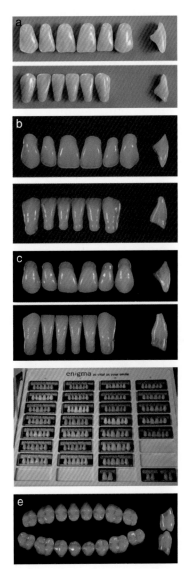

图213

Delphic 系列

该系列为 Schottlander 最普通的人工牙，为树脂材料制作（图213a）。上前牙有18个型号可选，下前牙有8个型号可选。颜色范围不仅包含了 Vita 16 色比色板的 A1-D4 色系，并且有额外的"O"和"G"色系，以供暖色或灰色的颜色需求。

后牙形态包括三种类型：传统型（Traditional）、易排型（Easy-set）和完美型（Perfection）。传统型为常规的半解剖式牙；易排型有更明显的牙尖；完美型类似于舌向集中殆牙，其颊舌径相对较小，上颌功能尖宽大，下颌中央窝平坦，排牙过程中易于实现平衡殆。

Natura 系列

该系列为 Schottlander 中等档次的人工牙，也是树脂材料制作，前牙切端具有半透明性以及内部的乳光和荧光效果，比 Delphic 系列的美学效果更佳（图213b）。上前牙有19种型号可供选择，包括尖圆形、卵圆形、方圆形，且每个形态都有不同的尺寸。下前牙有7种型号可供选择，具有与上前牙类似的美学特征。后牙有5种形态可选，牙尖同样具有半透明的美学效果。

Enigma 系列

该系列为 Schottlander 最好的人工牙，由双交联丙烯酸树脂制作，比普通的人工牙硬度更高，颜色稳定性更好（图213c）。Enigma 系列人工牙不仅具有多层树脂结构，能够体现出前牙内部的牙本质发育叶、乳光、荧光等美学特征，具有更佳的仿真外观，而且关注了颈部深染、尖牙颜色更深等天然牙列的颜色特征，并可以模仿出局部脱矿斑及白垩色斑等个性化特征，排列出的义齿外观更为自然。

前牙有27种型号，不仅包括了尖圆形、卵圆形、方圆形等基本形态，而且有不同的长宽比（图213d）。颜色范围不仅包含了16色比色板的 A1-D4 色系，还有额外的漂白色。该系列牙齿可以按牙位左右成对单独购买，可以在不增加成本的条件下排出混合颜色的牙列。

后牙的23°解剖式牙尖，设计有清晰准确的上下颌牙尖交错位咬合接触点。下颌舌尖相对较小，以增加舌侧的空间，不干扰舌体运动。典型的 Enigma 系列后牙形态见图213e。

Candulor

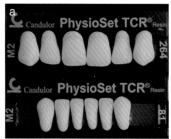

Preference 系列

该系列为 Candulor 的入门级人工牙，由三层聚甲基丙烯酸甲酯材料制成，颜色有 Vita 经典色和两种漂白色可选。上前牙有卵圆形、尖圆形、方圆形三种形态，每个形态有五种大小；对应下前牙也有五种大小。后牙有三种大小，其殆面设计适用于多种不同的排牙理念。

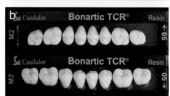

PhysioSet TCR 系列

该系列人工牙由多层树脂制成，具有更好的美观性，以及更为精致的表面轮廓(图214a)。上前牙有22种型号，也分为卵圆形、尖圆形、方圆形，如图214c所示。一般与 Bonartic 系列的后牙配套使用（图214b），Bonartic 系列后牙有五种型号可选。

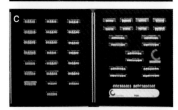

PhysioStar NFC 系列

该系列人工牙由双层复合树脂和双层聚甲基丙烯酸甲酯制成，前者为其提供了极好的美观性和耐磨性，而后者则可增强人工牙与基托树脂的结合（图214d）。上前牙有15种型号，分为精致、通用、活力及个性化四组（图214e）。下前牙有四种型号可选。

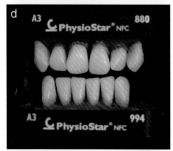

该系列前牙可与 Condyloform Ⅱ NFC 系列后牙（图214f）或 Bonartic NFC 系列后牙（图214g）配套使用，这些后牙均具有良好的耐磨性和色彩稳定性，且都有三种大小可供选择。Condyloform Ⅱ 的殆面为舌向集中殆设计。

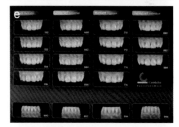

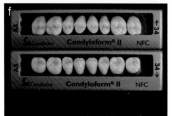

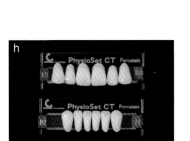

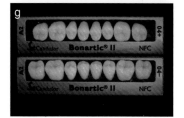

图214

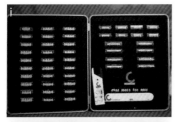

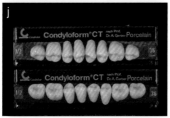

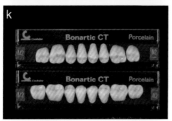

图 214（续）

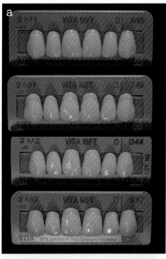

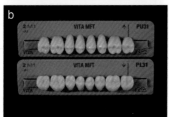

图 215

PhysioSet CT 系列

该系列人工牙由六层陶瓷制成，呈现半透明的自然外观（图214h），同时具有良好的耐磨性和颜色稳定性。但是瓷材料与树脂基托无化学结合作用，因此需借助金属固位钉或人工牙组织面的固位孔以增加与树脂基托的机械结合。该系列人工牙的基本形态同样为尖圆形、卵圆形、方圆形，有30个型号的上前牙和8个型号的下前牙（图214i），颜色可根据 Candulor 比色板选择。

瓷制作的后牙有两个系列，Condyloform CT（图214j）和 Bonartic CT（图214k）。Condyloform CT 有5种型号，具有舌向集中𬌗的设计；Bonartic CT 有4种型号。

Candulor 品牌的人工牙配套有测量尺，可以通过测量鼻翼的宽度指导人工牙大小的选择。

Vita

Vita MFT 系列

该系列是 Vita 的入门级人工牙，由三层不同颜色的树脂构成，具有良好的美学效果（图215a）。上前牙有12种颜色可选，下前牙有5种颜色可选，覆盖 3D-Master/Classic 比色板中最常见者。前牙根据形态分为 O、T、R、S 四种型号，分别对应卵圆形、尖圆形、方圆形和方形，每种型号有6种大小可供选择。

后牙𬌗面形态有解剖式牙尖与20°的舌向集中𬌗两种设计，具有29、31和33 mm 三种尺寸（图215b）。

Vitapan 系列

该系列为 Vita 中等档次的人工牙，具有良好的美学特征，包括牙釉质横纹、牙本质发育叶、钙化斑等，颜色选择也很丰富，Vita 3D-Master 比色板的25种颜色和 Vita Classical 比色板的15种颜色均有。上前牙有31种型号，分别呈卵圆形、尖圆形、方圆形和方形外形，下前牙有13种型号。

后牙𬌗面形态有三种设计：解剖式牙尖，牙尖斜度为23°~28°，能够达到最佳的尖窝接触；半解剖式牙尖，牙尖斜度较小，尖窝接触的程度较低，颊舌径也较小；舌向集中𬌗，其下颌颊尖的牙尖斜度为15°~20°。

Physiodens 系列

该系列人工牙由多层树脂构成，前牙具有半透明性和乳光性等美学特征，颜色范围覆盖 Vita 3D-Master 比色板和 Vita Classical 比色板的所有颜色，还有额外的漂白色。上前牙有20

种型号可选，包含了卵圆形、尖圆形、方圆形和方形各种形状，下前牙有 8 种型号可选。后牙有 6 种型号可选，同样有舌向集中𬌗的𬌗面形态设计。

Vita 所有系列的人工牙都可以使用 LC 复合树脂进行修饰，以获得个性化的特征。

Ivoclar Vivadent

SR Vivadent 系列

该系列是 Ivoclar 最常规的树脂人工牙，上前牙有 25 种型号，下前牙有 10 种型号，总共有 20 种颜色可选。与之配套使用的后牙为 SR Orthotype 系列，有 5 种型号。

SR Vivadent PE 系列

该系列人工牙与上一系列相比提升了硬度及颜色稳定性，上前牙有 24 种型号，下前牙有 8 种型号，有 20 种颜色可选，其色泽呈"珠光色"，且颈部的颜色更深，具有良好的美观性（图 216a）。

该系列前牙与 SR Orthosit PE 或 SR Othotype PE 后牙（图 216b）配套使用，其中后者的牙尖斜度较小。上述两种后牙均由高度交联的树脂制作，具有良好的硬度与耐磨性，有 20 种颜色及 5-N、2-K、2-T 多种型号可供选择。

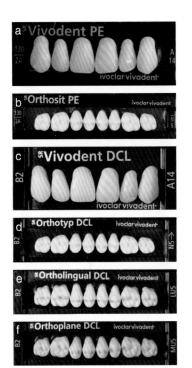

图 216

SR Vivodent DCL 系列

该系列人工牙具有良好的耐磨性及颜色稳定性，颜色覆盖 A1-D4 所有色系、Chromoscope 20 种颜色及特殊的漂白色。上前牙有 24 种型号，下前牙有 8 种型号（图 216c）。

对应的后牙有 4 个系列可选：SR Postaris DCL 建议用于普通全口义齿或可摘局部义齿；SR Orthosyp DCL（图 216d）专门用于全口义齿；SR Ortholingual DCL（图 216e）为舌向集中𬌗的设计；SR Orthoplane DCL（图 216f）适用于老年患者。上述后牙的牙尖高度均较小，使得下颌侧方及前伸运动不易受到干扰。

SR Phonares NHC 系列

该系列上前牙有 18 种型号，早期分为柔和型和强壮型两种类型，后来又细分为年轻型、通用型及成熟型。

年轻型的人工牙切端没有磨损或磨耗；通用型的切端有轻微的磨耗，且唇面凸度较小；成熟型切端有明显的磨损，且唇面较为平坦。

前牙的颈部较宽，能够有效地覆盖下方的金属支架结构，近远中边缘的凸度较大，易于在排牙时形成良好的邻接外形。

该系列人工牙由高强度纳米复合树脂制作，包含 UDMA 树脂基质、含纳米填料的 UDMA 聚合物、PMMA 聚合物、硅烷化的二氧化硅纳米颗粒等，具有优异的耐磨损性能及美学效果。

该系列可配套使用 SR Phonares Type NHC 系列后牙，该系列后牙为常规半解剖式牙尖，能够形成上下牙的尖窝接触关系；也可配套使用 SR Phonares Lingual NHC 系列后牙，该系列后牙为舌向集中𬌗设计。

Dentsply

Dentacryl HXL 系列

该系列为 Dentsply 的入门级人工牙。上前牙有 15 种型号，下前牙有 5 种型号（图 217a）。后牙有三种型号，分别为传统型、易排型及特殊型，其中特殊型的牙尖斜度较小（图 217b）。

Cosmo HXL 系列

该系列人工牙的美观与上一系列相比有较大提升，上前牙有 20 种型号，分为三类：尖形、圆形、方形。颜色范围覆盖 V-shades 比色板中除 C1 和 B1 色外的 A1 到 D4 色。下前牙有 7 种型号。后牙有 5 种型号，牙尖斜度均在 20° 以内。

Genios 系列

该系列人工牙由 Dentsply 的 INPEN（互穿聚合物网）材料制作，相对于前两个系列具有更好的耐磨性和颜色稳定性。前牙由 5 层树脂构成，具有优秀的美学效果，能够体现出半透明性及乳光性等特征。该系列人工牙的颈部宽大，邻面边缘嵴凸度大，便于排牙时减小牙与牙的间隙，并能够有效地覆盖下方卡环、附着体等金属结构，以实现更好的美学效果。

该系列上前牙有 9 种型号，下前牙有 6 种型号，颜色范围覆盖 V-shades 比色板中的 A1 到 D4 色（图 217e）。后牙有 5 种型号，其中 4 种有盖嵴部缩小的特征以便于应对后牙区排牙空间不足的情况（图 217f）。

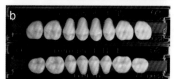
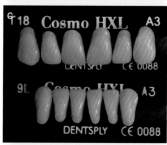
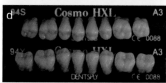
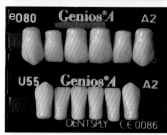
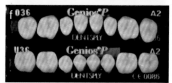

图 217

Myerson

图 218 显示了 Myerson 人工牙的三个系列，有 vita 比色板 A1-D4 色可供选择。

Myerson DB plus 系列

该系列人工牙为树脂制作，具有卵圆形、尖圆形、方圆形和长方形四种形态。上前牙总宽度（两侧尖牙远中边缘嵴之间的宽度）的范围为 40~51mm（图 218a）。后牙的牙尖斜度有 0°、10°、20° 和 30° 可选，其中 30° 的解剖式牙盖嵴部缩小，以便于应对后牙区排牙空间不足的情况。

Myerson special 系列

该系列人工牙具有更突出的个性化美学特征，包括颜色加深的颈部、明度更低的尖牙、牙釉质横纹、切端的半透明性、更明显的表面特征、脱矿区、邻面着色区等（图 218b）。

前牙分为美观型、年轻型、基本型三种，其中美观型和年轻型是尖圆形和方圆形外形，基本型为卵圆形外形（图 218c）。此外，各类型还有如下特征。

·美观型：唇面纤细，凸度较小。

·年轻型：盖嵴部较短，外形凸度明显，舌侧边缘嵴突出，有部分釉质横纹。

·基本型：适用于老年患者，具有牙齿较短、盖嵴部的倾斜度小及显著的老龄化牙齿外形特征。

该系列前牙常规匹配使用 Duratomic 系列后牙，为解剖式牙尖设计，牙尖有模拟磨损。尺寸从上颌第一前磨牙近中至第二磨牙远中有 28、30、32 和 34 mm 可供选择（图 218d）。

该系列前牙也可匹配使用 Myerson Lingualised Intergration 系列后牙，为舌向集中𬌗设计，其中有盖嵴部更小的人工牙可选（图 218e）。

Myerson GanyMed 系列

该系列人工牙包含的类型与上述 Myerson special 系列人工牙一致（图 218f），但是人工牙个性化特征更加明显，同时材料的耐磨性也有所提高。

表 2 中列出了上述各品牌不同系列的人工牙的在刚刚问世时的出售价格。当然随着新产品的出现以及其他一些原因会发生波动。在此列出这些价格的目的是让读者了解使用不同人工牙大致的成本差异。

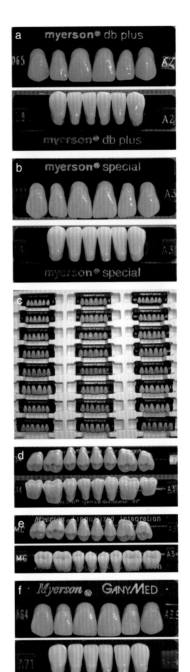

图 218

表2 各品牌主流系列人工牙的价格比较。其中的人工牙以"副"为单位，价格以"英镑"为单位

	上前牙	下前牙	上后牙	下后牙	总价
Candulor					
Physioset TCR	15.66	15.66	12.99	12.99	57.30
Physiostar NFC	24.83	24.83	16.38	16.38	82.42
Physioset CT	21.39	21.39	12.80	12.80	68.38
Myerson					
db plus	6.15	6.15	6.15	6.15	24.60
Special	13.90	13.90	13.90	13.90	55.60
Gynamed	14.10	14.10	14.10	14.10	56.40
Schottlander					
Delphic V	2.68	2.68	2.00	2.00	9.36
Delphic	4.06	4.06	3.06	3.06	14.24
Natura	8.45	8.45	7.45	7.45	31.80
Enigma	15.95	15.95	13.50	13.50	58.90
Vita					
MFT	8.95	8.95	8.95	8.95	35.80
Physiodens	18.36	18.36	16.76	16.76	70.24
Vitapan	15.56	15.56	16.76	16.76	64.64
Ivoclar Vivodent					
Ivostar	5.08	5.08	5.08	5.08	20.32
SR Vivodent	7.95	7.95	7.95	7.95	31.80
SR Vivodent DCL	17.04	17.04	15.08	15.08	64.24
SR Vivodent PE	17.04	17.04	15.08	15.08	64.24
wDentsply					
Dentacryl	3.36	3.36	3.36	3.36	13.44
Cosmo HXL	4.95	4.95	4.95	4.95	19.80

数码照片

数字摄影对存储和传达患者信息非常有帮助。现有的义齿照片，患者的面部形状和轮廓照，以及戴牙前后的对比照都可以帮助医生和技师制作出令人满意的义齿。

大多数现代数码相机均能够为修复治疗提供令人满意的肖像和轮廓图片。为获得最佳效果，拍摄时应注意以下方面。

·在光线充足但不受阳光直射的区域对患者进行拍照；

·对相机白平衡进行适当设置；

· 选择人像模式；

· 如果可能，将相机安装在三脚架上，同时关闭闪光灯，并使用自动计时器拍摄照片。如果没有三脚架可用，可使用闪光灯，但需要将白平衡设置为"闪光灯模式"。

对于特写镜头，使用如图 219a 所示的环形闪光可以产生较好的效果，对颜色和细节的再现程度比较高。使用相机自带的顶部闪光灯可能会产生局部的过度反光，从而造成颜色和细节的丧失，如图 219b 所示。

在自然光下直接拍摄，会因为光在被拍摄物体上的不均匀分布而导致曝光不平衡的效果，进而影响对颜色或细节呈现，如图 220 所示。

患者旧照片

牙列完整时的微笑照片对全口义齿的制作是非常有价值的。根据患者的意愿，我们可以参考他天然牙齿的特征进行人工牙的排牙（图 221a、b）。如果照片的年龄与患者的当前年龄之间存在显著的时间差异，则可以在人工牙上人为模拟一些老化特征以匹配患者的当前年龄。

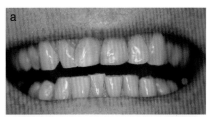

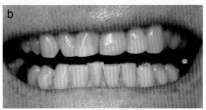

图 219

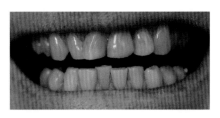

图 220

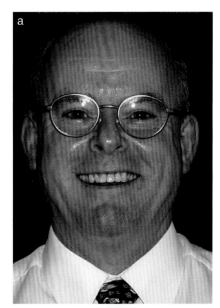

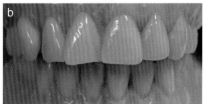

图 221

制作一副美观、固位和稳定效果俱佳的全口义齿是非常有挑战性的。可以利用口内的一些解剖标志来辅助医生将人工牙排列到比较理想的位置上。

人工牙的排列应达到以下基本要求。

·参考牙槽嵴、切牙乳突及唇部丰满度，将前牙排列到自然的位置上，以获得良好的美观效果

·将人工牙功能尖尽量排在牙槽嵴顶上，有利于义齿获得良好的稳定性

·将承受殆力最大的第一磨牙排在牙槽嵴的最低点，使得义齿在咀嚼过程中保持稳定，不发生翘动。如图224a所示，牙槽嵴的最低点类似于马背上的"鞍区"。排牙时可在模型上标记出牙槽嵴最低点（图224b），即"咀嚼中心"，并将相对最大的第一磨牙排列在此位置（图224c），以利于义齿获得良好稳定性。

·上、下颌人工牙之间应在侧方及前伸运动中达到平衡殆，不能有咬合干扰，这样有利于义齿的稳定（图225）。

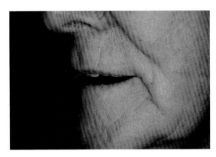

图 222

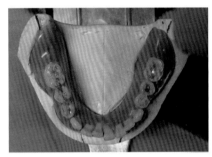

图 223

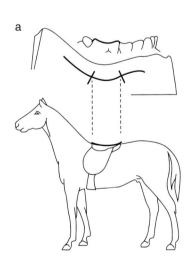

图 224

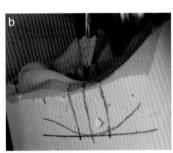

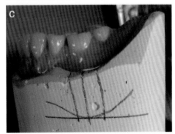

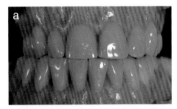

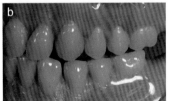

图 225

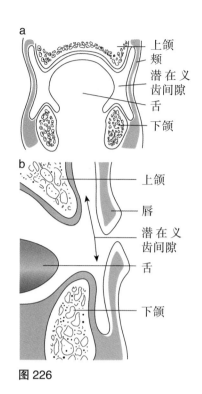

a

上颌
颊
潜 在 义
齿 间 隙
舌
下颌

b

上颌
唇
潜 在 义
齿 间 隙
舌
下颌

图 226

· 将人工牙排列在"中性区"，利用舌、唇、颊肌的肌力平衡辅助义齿固位。天然牙存在时，唇颊舌肌作用在牙齿上的力量相互平衡，当天然牙缺失后，此间隙依然存在，称为"中性区"（图 226）。

全口义齿中，前牙的大小、位置对义齿的美观起主要影响作用。而后牙的排列则以功能为主，可按照"解剖式平衡殆"或"舌侧集中殆"进行排牙。按照上述两种殆型排牙时都需要参照解剖标志来将人工后牙排列到合适的位置上。

辅助排牙的解剖标志及结构

上颌模型底座上需标记的结构

· 中线：参考中线使前牙获得对称排列。

· 腭皱襞：可用于指导尖牙排列。

· 上颌结节：决定上颌义齿殆平面的最后缘。

· 唇沟：可用于评估垂直距离恢复是否适当。

· 翼上颌切迹：位于上颌结节远中，决定上颌义齿两侧后缘的界限。

· 颤动线：对应后堤区，决定上颌义齿基托的最后缘（腭小凹后 2mm）。

· 牙槽嵴顶：可指导并评估后牙在颊舌向上的排列位置。

下颌模型底座上需标记的结构

· 磨牙后垫：决定下颌义齿基托的最后缘。下颌殆平面高度一般与磨牙后垫高度的 2/3 基本一致。

· 唇沟：可用于评估垂直距离恢复是否适当。

· 牙槽嵴顶：可指导并评估后牙在颊舌向上的排列位置。

· 颊棚区：是下颌义齿的主承托区，可指导后牙殆平面倾斜角度的确定。

· 外斜线和下颌舌骨嵴：为骨性凸起并有肌肉附着，修复时相应部位应做缓冲处理，不作为下颌义齿的承托区。

切牙乳突

切牙乳突的位置比较稳定，不随牙槽骨吸收而变化，因此是

辅助排牙的关键解剖标志。如图 227 所示，切牙乳突可以指示出
上颌中线的位置，而不受患者面中线是否倾斜的影响。上颌中切
牙的唇面一般位于切牙乳突中点前 8mm （图 228a~c），可利用
这一特征指导全口义齿上前牙的排列。

切牙乳突对上颌尖牙的排列也有指导意义。如图 229 所示，
上颌两侧尖牙牙尖顶的连线通过切牙乳突中点。同时，上颌尖牙
的唇面通常与腭皱襞的侧面相距约 10mm（图 230）。

可以利用激光将切牙乳突的位置标记到殆托上，进而辅助上
颌前牙的排列（图 231a、b）。

也可以使用 Alma 指示规这种简单的装置来确定上颌殆堤的
唇面形态。如图 232 所示，将殆托置于 Alma 指示规上，可以测
量出殆堤唇面与切牙乳突之间的距离。

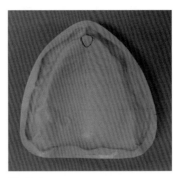

图 227

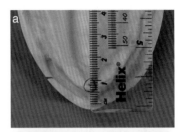

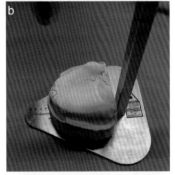

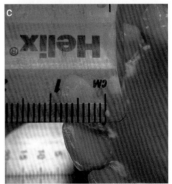

图 228

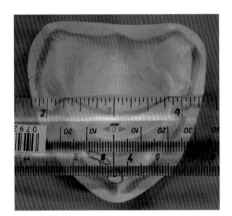

图 229

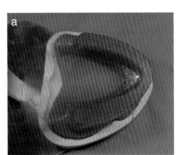

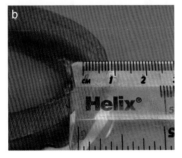

图 231

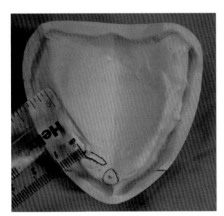

图 230

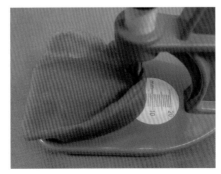

图 232

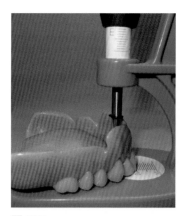

图 233

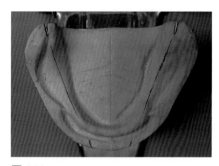

图 234

可以利用 Alma 指示规对患者满意的旧义齿进行测量，并将这一信息复制到殆堤或治疗性义齿上（图 233）。这种方法还可以缩短临床殆堤修整的时间，并有助于获得让患者满意的义齿。

牙槽嵴顶

通常以连接磨牙后垫与第一前磨牙的直线来标记下颌牙槽嵴顶（图 234）。但是，如果下颌牙槽骨由颊侧向舌侧发生了重度吸收，以牙槽嵴顶为指示进行后牙排列会引起舌体空间受限（图 235），在舌体运动时易将基托顶起，导致义齿不稳定。

更好的方法是先用铅笔或激光标记出下颌牙槽嵴主承托区的中心线。这条线有时候与下颌牙槽嵴顶线一致，但这两者并非总是一致的（图 235a~c）。牙槽嵴主承托区的中心线指示出下颌后牙排列的最佳位置，可用于指导下颌后牙在颊舌方向上的排列（图 236）。

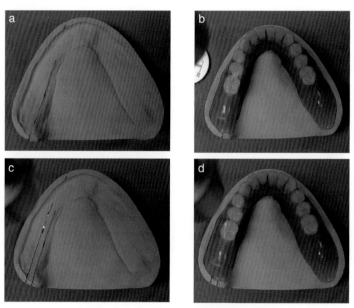

图 235

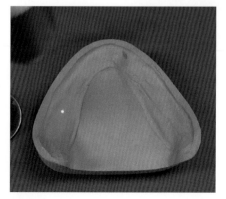

图 236

在排牙的过程中使用图 237a、b 所示的激光指示工具或其他类似工具，可以很好地辅助医生将人工牙排列到合适的位置上。

后牙的正确排列对于防止义齿基托的折裂也具有重要意义。当上、下颌后牙排得过于偏颊侧时，殆力无法按理想状况传导至牙槽嵴顶，而是传导至牙槽嵴的颊侧，这会引起基托中线处发生应力集中，进而使基托易于发生折裂。如图 238 所示，借助激光指示出牙槽嵴顶的位置，将义齿蜡型放到模型上之后，可以清楚地看到义齿的人工牙排列得过于偏颊侧。

鞍 区

为了使义齿获得稳定，殆力应尽可能以垂直方向传至牙槽嵴，因此承担主要咀嚼功能的第一磨牙应该排在牙槽嵴的最低处。这一点对于下颌义齿来说尤为重要。

如图 239 所示，可以用铅笔画线标记出牙槽嵴的最低处，并将此线延伸到模型的侧面，进而对后牙的排列起到指导作用；也可以利用牙槽嵴形态描记仪（profile compass）（图 240）将牙槽嵴的起伏形态准确转移到模型侧面，指导技师将殆力最大的后牙正确排到牙槽嵴最低处，避免将人工牙排到牙槽嵴远中向上的斜坡上而引起义齿在功能状态下的翘动。

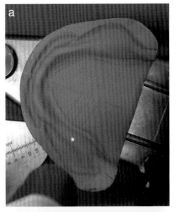

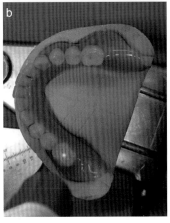

图 237

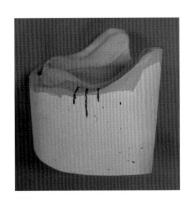

图 239

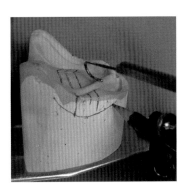

图 240

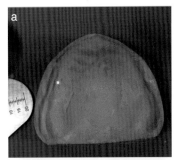

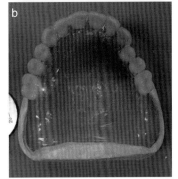

图 238

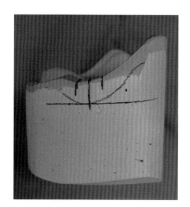

图 241

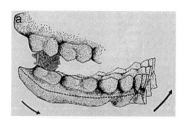

图 242

参照图 241 那样在牙槽嵴最低处的最前缘与最后缘画线标记，将殆力最大的第一磨牙排在此区域，如图 242 所示。避免在牙槽嵴最低处后缘的远中斜坡上排有咬合接触的后牙，因为这样会引起义齿在行使咀嚼功能时发生翘动。为了避免在牙槽嵴远中斜坡上排牙，有时可以考虑不排第二磨牙，以保证义齿有良好的稳定性及功能性。

将后牙排列在牙槽嵴最低处有利于在咀嚼食团的过程中维持义齿的稳定。当患者咀嚼块状食物时，义齿的平衡殆无法发挥作用，这时义齿的单侧稳定性就显得尤为重要。如图 243 所示，排列位置正确的后牙能够保证咀嚼状食物时，殆力沿垂直方向传至牙槽嵴，进而维持义齿的稳定。反之，如果将后牙排到牙槽嵴最低处远中的斜坡上，义齿在咀嚼块状食物时会发生翘动。

研究显示，人类每天进行咀嚼的时间有 15min。在这 15min 的咀嚼运动中，我们需要通过义齿的单侧稳定性来保证其正常行使功能。对于一副组织面密合的新义齿，良好的固位作用能保证其在咀嚼过程发挥功能。但是，随着义齿使用时间的延长，牙槽骨的进行性吸收引起义齿组织面不密合，导致义齿固位力下降，这时良好的稳定性对义齿而言就显得更为重要了。

殆堤形态的记录

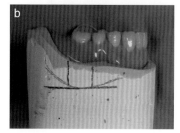

图 243

技师排牙的过程中，殆堤的原始形态会被破坏。在模型侧面画线可以使殆堤上中线及尖牙线的信息得到记录。但是，这一方法却无法记录殆堤上上唇笑线及唇面突度等信息。在开始排牙之前，可以利用硅橡胶重体将殆堤上唇侧突度、中线、上唇笑线等信息复制下来。排牙过程中，将硅橡胶重体模板复位到殆堤上，从而指导排牙（图 244）。

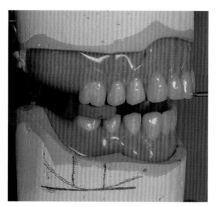

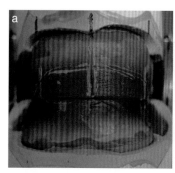
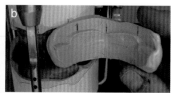
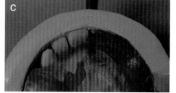

图 244

咬合设计

全口义齿后牙的咬合设计主要有两种，即解剖式平衡𬌗和舌侧集中𬌗。这两种𬌗型在排牙时有一些相同的要点，但是舌侧集中𬌗的咬合接触点数目较解剖式平衡𬌗更少。因此，舌向集中𬌗的咬合设计在控制𬌗力方向及平衡𬌗的获得方面具有更大的优势。

解剖式平衡𬌗

上颌后牙排列在牙槽嵴顶略偏唇侧的位置上，如图245所示。通常，可以从第一前磨牙开始排，然后从前到后，按补偿曲线，依次排第二前磨牙、第一磨牙和第二磨牙。如图246所示，注意补偿曲线既包括矢状面上的Spee曲线，又包括冠状面上的Wilson曲线。

如图247所示，排牙时，上颌人工牙舌尖与下颌人工牙中央窝接触，下颌人工牙颊尖与上颌人工牙中央窝接触。上、下颌人工牙交错相对，即下颌第一前磨牙与上颌尖牙及上颌第一前磨牙相对，下颌第二前磨牙与上颌第一、第二前磨牙相对，下颌第一磨牙与上颌第二前磨牙及第一磨牙相对。

图248显示了解剖式平衡𬌗中上、下颌后牙的交错相对关系，这与天然牙理想的交错关系是一致的。注意，空间允许的情况下可以排第二磨牙，其应与上颌第一磨牙相对。切记要避免强行将第二磨牙排到下颌牙槽嵴远中的上升斜坡上而引起义齿不稳定。

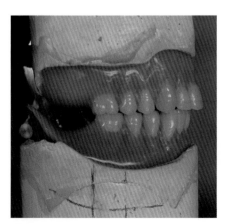

图248

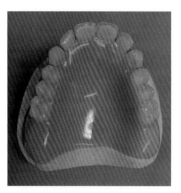

图245

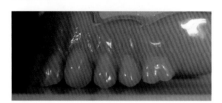

图246

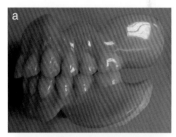

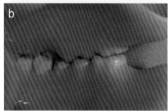

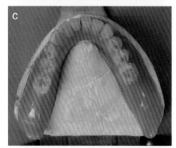

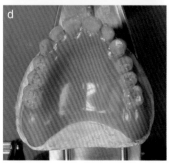

图247

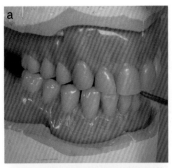

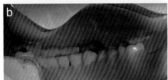

图 249

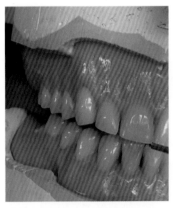

图 250

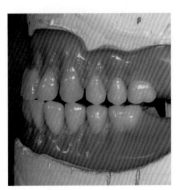

图 251

侧方运动时，两侧后牙均有接触。对于工作侧而言，下颌后牙颊尖与上颌后牙颊尖舌斜面接触，同时上颌后牙舌尖与下颌舌尖颊斜面接触（图 249）。对于平衡侧而言，上颌后牙舌尖沿下颌后牙颊尖舌斜面发生滑动（图 250）。

前伸运动时，前牙和后牙也都保持接触，防止义齿翘起（图 251）。

按解剖式平衡𬌗排牙时，上、下颌后牙接触点多，同时还要考虑形成平衡𬌗，因此在口外𬌗架上进行调𬌗就尤其重要。因此，最好根据患者实际情况对𬌗架的各项参数进行调整，使𬌗架能较为准确地再现患者的下颌运动轨迹。

解剖式平衡𬌗要求颌位关系的记录与转移非常准确，患者戴上义齿后其"牙尖交错位"必须与正中关系一致。

舌侧集中𬌗

舌侧集中𬌗只有上颌后牙舌尖与下颌后牙中央窝接触，上颌颊尖与下颌牙不接触。如图 252 所示，舌侧集中𬌗排牙时，上下颌后牙咬合接触点少。

如图 253 所示，舌侧集中𬌗牙上颌后牙舌尖大，而下颌后牙中央窝宽阔。在侧方及前伸运动时，上颌和下颌后牙之间形成一种类似于"杵臼"的运动方式，易于与髁突的运动协调并实现平衡𬌗（图 254）。

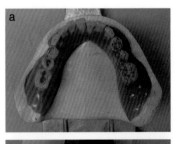

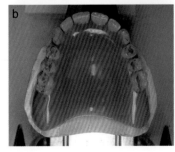

图 252

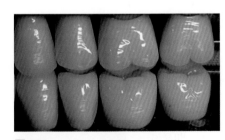

图 253

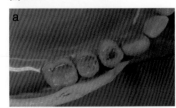

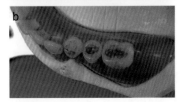

图 254

患者戴舌侧集中𬌗义齿后，上颌舌尖在下颌中央窝内的自由滑动域较大，有较宽的自由度，因此有一定的容差能力（图255）。

一定要注意，舌侧集中𬌗排牙时，咬合接触点要与牙槽嵴顶一致，以获得良好的义齿稳定性。由于全口义齿下颌部分的固位与稳定往往问题比较多，而上颌义齿基托面积大、易于获得良好的固位与稳定，因此通常先根据下颌牙槽嵴的外形将下颌后牙排到牙槽嵴顶上，然后再根据上、下颌的咬合接触关系排列上颌后牙（通常最终上颌后牙会略偏牙槽嵴颊侧），如图256所示。

如图257所示，舌侧集中𬌗排牙时，第二前磨牙及两颗磨牙均为上颌牙舌尖与下颌牙中央窝接触，而第一前磨牙则与之相反，为下颌颊尖与上颌中央窝接触。

与解剖式平衡𬌗不同，舌侧集中𬌗的上、下颌后牙相对关系为"一牙对一牙"，如图253所示。同时，舌侧集中𬌗仅有上颌舌尖与下颌中央窝接触，因此咬合接触点也较解剖式平衡𬌗者更偏舌侧。这种咬合接触方式使得𬌗力能够较好地传至下颌牙槽嵴顶上，减少侧向力，更有利于义齿获得良好的稳定。对于牙槽嵴窄且低平的患者，建议设计为舌侧集中𬌗。

虽然医生可以比较准确的记录并转移正中关系及患者下颌运动轨迹，但是我们需要知道，患者的正中关系及下颌运动轨迹是可能随时间变化而变化的。已有研究证实，一天24小时内，人的正中关系是会发生变化的。引起这种变化的可能原因有许多，例如颌面部肌肉放松程度的变化（尤其旧义齿颌位关系不良的患者），髁突的改建及颞下颌关节原有炎症的缓解等等。

无论正中关系及下颌运动轨迹改变的原因是什么，医生在进行全口义齿咬合设计时，要考虑到让患者的义齿咬合接触有较宽的自由度，给患者一定的调整及自由运动空间，进而有利于义齿的长期稳定。

舌侧集中𬌗在咬合接触方面有较宽的自由度，因此也适用于一些不易闭合在稳定的正中关系的患者。对于这些患者，通过舌侧集中𬌗的咬合设计，即使他们前伸或者后退2~3mm，依然能够获得良好的尖窝接触关系及平衡𬌗。

解剖式平衡𬌗的排牙

解剖式平衡𬌗在排牙时，一般先按照𬌗堤上标记的中线排列一侧中切牙，使其与𬌗堤唇面的外形突度一致，并使其切端与

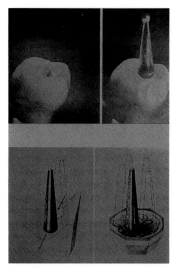

图 255

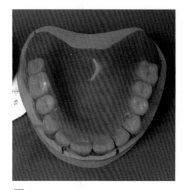

图 256

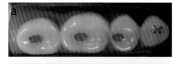
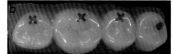

图 257

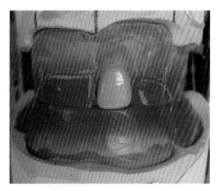

图 258

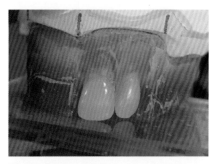

图 259

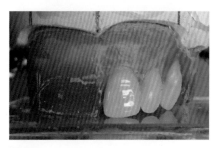

图 260

殆平面平齐（图 258）。随后利用下颌殆堤或玻璃板来指示殆平面，指导后续排牙。

侧切牙的切端应离开殆平面 0~2mm。但要注意根据患者的年龄适当调整这一距离。对于老龄患者，由于中切牙及尖牙磨耗的发生，中切牙与侧切牙之间的高度差别没有年轻人那么明显，应适当减小侧切牙切端与殆平面间的距离，如图 259 所示。

中切牙与侧切牙的切端应略向唇侧倾斜，以获得良好、自然的唇部突度。尖牙的牙尖顶应与殆平面接触，同时从正前方观察时，应能暴露尖牙的近中唇面，如图 260 所示。

尖牙的远中唇面应与后牙槽弓方向一致，形成自然的唇廊。其颈部应略偏向唇侧，使根形更明显，对口唇提供良好的支持（图 261）。一般先排完一侧前牙再排另一侧，这样能在一侧前牙排完时仍保留另一侧殆堤的形态，为检查排牙是否合适提供指示。

Ⅰ类关系

上颌后牙排于牙槽嵴顶或略偏颊侧，使其与下颌殆堤形成合适的覆盖关系。后牙应形成良好的补偿曲线，其曲度应与髁导斜度、切导斜度、后牙牙尖斜度相协调，以获得前伸及侧方平衡殆，如图 262。

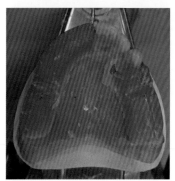

图 261

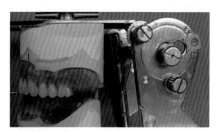

图 262

上颌第一前磨牙的颊尖与舌尖均与𬌗平面接触，从正前方观察时，其长轴无颊舌向的倾斜（图263）。第二前磨牙的长轴在近远中方向上没有倾斜，但在颊舌方向上其颈部应略向舌侧倾斜，使其仅有舌尖接触𬌗平面而颊尖离开𬌗平面0.5~1mm（图264）。

上颌第一磨牙仅有近中舌尖接触𬌗平面，其余牙尖均离开𬌗平面，并与起始于第二前磨牙的补偿曲线弧度协调一致。如图265所示，仅有近中舌尖与𬌗平面接触，而远颊尖与𬌗平面间距离最大。

根据上、下颌的咬合关系排下颌后牙，使得上颌牙近中舌尖与下颌牙中央窝接触。下颌第二前磨牙与上颌第一、第二前磨牙有咬合接触。最后排下颌第一前磨牙，使其与上颌尖牙远中及上颌第一前磨牙有咬合接触（图266）。

对于第二磨牙，只有保证有足够空间的情况下需要排上，避免强行将第二磨牙排在下颌牙槽嵴远中的上升斜坡上引起义齿不稳定。图267所示的患者，第一磨牙远中空间有限，因此没有排第二磨牙。

下前牙排牙

下前牙应与上前牙形成1~2mm的覆𬌗与覆盖关系。使得前牙在啃咬食物时，𬌗力能够通过人工前牙传递至牙槽嵴顶上，义齿获得良好的支持与稳定（图268）。

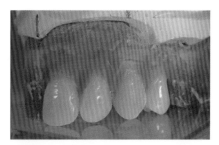

图263

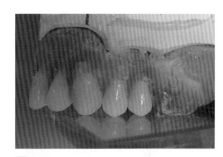

图264

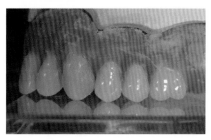

图265

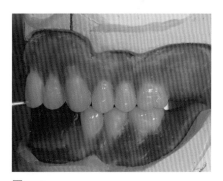

图266

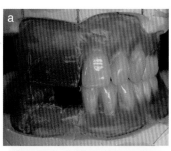

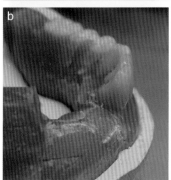

图268

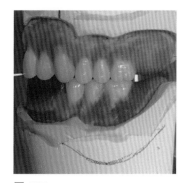

图267

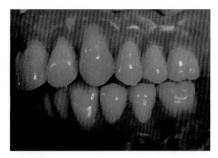

图 269

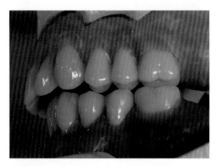

图 270

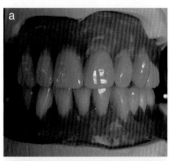

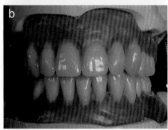

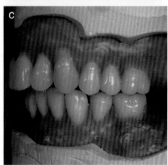

图 271

Ⅱ类关系

Ⅱ类关系的患者，下颌的位置更偏远中。在天然牙中，这意味着上颌第一磨牙的近中颊尖咬在下颌第一磨牙颊面沟的近中。Ⅱ类关系中，由于下颌牙弓较上颌更窄，如果将下颌牙排列在有利于义齿稳定的位置上，上、下颌人工牙将无法形成正常的覆𬌗、覆盖关系。为了在保证义齿稳定的前提下获得较好的覆𬌗、覆盖关系，一般需要将下颌人工后牙的中央窝向颊侧扩展，使得上颌后牙舌尖与下颌后牙中央窝接触（图 269）。这通常意味着上颌颊尖及下颌舌尖均与对颌牙没有咬合接触，同时后牙颊舌向的覆盖值也会较正常大一些，如图 270 所示。

下前牙排牙

Ⅱ类关系的患者通常存在下颌前牙区排牙间隙不足的问题。一般更建议减少一颗下前牙，而不建议为了保证下前牙的个数选择过小的人工牙（图 271a）。或者，有时候为了美观，也可以用尖牙替代第一前磨牙，这样更容易与上颌第一前磨牙获得良好的咬合关系。有时候，甚至排 7 颗下前牙也可以获得良好的美观效果，如图 271（b、c）所示。对于非专业人士而言，一般不会注意到义齿上是否多或者少了一颗牙。

Ⅱ类关系的患者的前牙覆𬌗、覆盖关系通常比正常值 2mm 大一些（图 272）。无论如何一定要将下颌牙排在中性区，这样𬌗力才能沿人工牙的牙长轴传递至牙槽嵴顶，进而维持义齿的稳定。对于下颌后缩不太严重的病例，有时可以通过增加下前牙的唇倾角度，使其在咀嚼功能中与上前牙达到对刃关系。有些医生为了获得前牙正常的覆𬌗、覆盖关系，将下前牙排得过于偏唇侧，这样是不可取的，因为这时𬌗力无法传递到牙槽嵴顶上，会导致

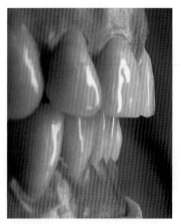

图 272

义齿的不稳定。另外，过于偏唇侧的下前牙还可能影响下唇的运动，导致患者发"E"音时不自然或存在困难。

Ⅲ类关系

Ⅲ类关系的患者，下颌的位置更偏近中，即医生平时所说的"反𬌗"。在天然牙中，这意味着上颌第一磨牙的近中颊尖咬在下颌第一磨牙颊面沟的远中。Ⅲ类关系的无牙颌患者，下颌牙弓一般比上颌牙弓更宽大。对不太严重的Ⅲ类关系无牙颌患者，可以尝试将其全口义齿的人工后牙排列为正常关系，如图273所示。

但是，对于一些严重的Ⅲ类关系患者，往往排后牙时需排成单侧或双侧的反𬌗。如图274所示，当后牙排为反𬌗时，上颌后牙颊尖作为功能尖与下颌后牙中央窝接触。不建议为了使义齿获得正常的Ⅰ类关系，排牙时强行偏离牙槽嵴顶，因为这样会引起义齿的不稳定。

对于后牙排为反𬌗的患者，应将上颌人工牙的颈部向颊侧倾斜，同时颊侧的基板也应适当加厚，以获得面颊部良好的丰满度并推开颊黏膜，避免出现咬颊现象（图275）。

下前牙排牙

Ⅲ类关系患者的情况与Ⅱ类关系者相反。对于不太严重者，上、下前牙可以排为对刃关系。这类患者下前牙排牙间隙比较大，排牙时可以选择与上前牙相匹配的大小，但可以多排一两颗下前牙。不建议为了保证下前牙的个数而选择过大的人工牙。如图276所示，此患者排了七颗与上前牙大小相匹配的下前牙，其美观效果较排六颗过大的下前牙更好。但是，对于严重的Ⅲ类关系患者，很难兼顾美观和功能。有的技师排牙时只考虑美观而忽略功能，将下前牙排得过于偏舌侧，导致功能运动时𬌗力不能传

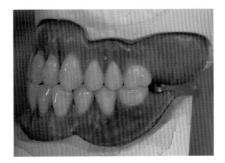

图 273

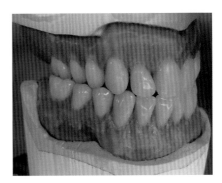

图 274

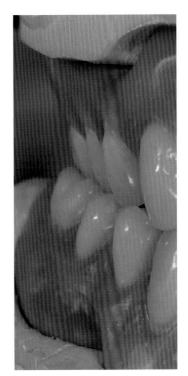

图 275

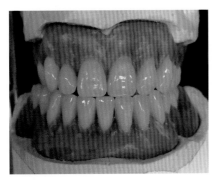

图 276

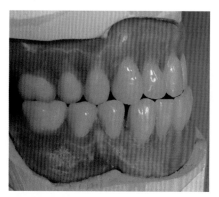

图 277

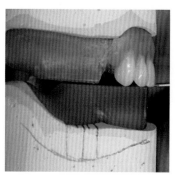

图 278

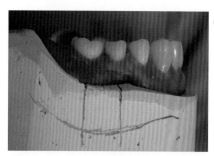

图 279

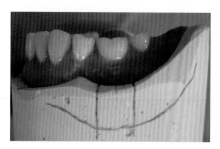

图 280

导至牙槽嵴顶上，进而引起咬切食物时义齿发生翘动。对于这类严重的Ⅲ类关系患者，建议将下前牙按照患者实际情况排为反𬌗，以保证咬切食物时𬌗力能够沿牙长轴传递至牙槽嵴顶上，进而保证义齿的稳定（图 277）。

舌侧集中𬌗的排牙

舌侧集中𬌗中上前牙的排列规则与方法与解剖式平衡𬌗一致。排后牙时一般先排下颌后牙。

Ⅰ类关系

在模型的侧面对牙槽嵴的起伏形态进行描记（图 278），将下颌第一磨牙排列在牙槽嵴最低处（图 279）。下颌牙槽嵴远中空间不足时，可以不排第二磨牙，以避免义齿不稳定（图 280）。

仔细调整𬌗平面的高度，避免将上颌后牙排得过于向下，导致在患者张口或大笑时暴露上颌后牙𬌗面，影响美观。排下颌后牙时注意要保证将下颌牙的中央窝置于下颌牙槽嵴顶，可以利用激光工具指示牙槽嵴顶的位置、辅助排牙（图 281）。

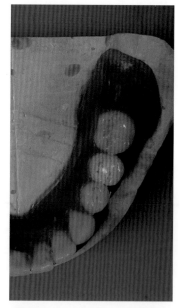

图 281

排完下颌后牙再排上颌后牙，使得上颌第二前磨牙及第一磨牙高大的舌尖分别与其对颌同名牙宽阔的中央窝相接触。对于第一前磨牙而言，则是下颌第一前磨牙高大的颊尖与上颌第一前磨牙的中央窝接触。如图282所示，舌侧集中殆的后牙呈"一牙对一牙"的模式。

排牙时要保证殆力能够按照正确的角度传递至牙槽嵴顶上。这就意味着有时个别后牙的排列与殆平面及"正常"的补偿曲线存在少许偏差。殆平面仅仅在指示后牙的正确高度方面具有意义（图283）。

理想情况下，下颌第一磨牙应该排在下颌牙槽嵴的最低位置，如图284所示。

同前所述，按照舌侧集中殆排牙时常会见到少排一颗后牙的情况（图285）。在这种情况下，可以有多种选择。

·为使得义齿在前伸运动中实现平衡殆，可以在下颌最后一颗磨牙的远中多排一颗第一前磨牙。这颗多余的第一前磨牙在牙尖交错殆时与对颌牙无咬合接触，但其在下颌前伸时能与上颌后牙接触，使义齿获得前伸平衡（图286）。

·为了增大咬合面积，可以用上颌第一前磨牙代替上颌尖牙。这种情况下，下颌尖牙与上颌第一前磨牙的中央窝接触。可以将这颗上颌第一前磨牙的颈部略向唇侧倾斜些，从而将其舌尖"隐藏"起来，使其看起来更像一颗尖牙（图287）。这一方式通常对义齿的美观没有不良影响。

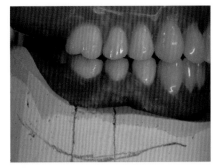

图282

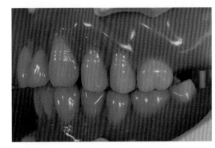

图283

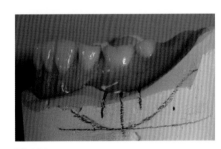

图284

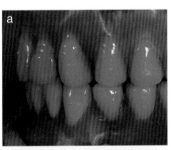

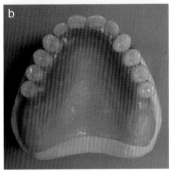

图287

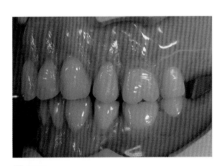

图285

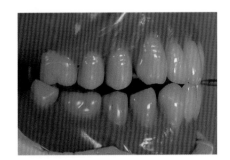

图286

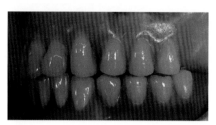

图288

· 可以用两颗前磨牙替代磨牙。这样做可以增加咬合接触面积。同时，因为前磨牙的颊舌径较磨牙者更小，用前磨牙替代磨牙还可以提高对食团的磨切效率，同时减小下方牙槽嵴的受力（图288）。

排列下前牙时，应同时考虑下颌牙槽嵴的外形及上、下前牙的覆𬌗、覆盖关系。一般情况下，在美观与功能发生冲突时，应更重视功能。为保证义齿的稳定，常常需要对下前牙进行一些调整。

不应过分强调正常覆𬌗和覆盖的恢复，而是要确保将下颌前牙排列在中性区。

按照舌侧集中𬌗的设计，要遵循牙弓的自然形态进行排牙，因此有时人工牙的排列可能存在左右侧不对称的情况。

Ⅱ类关系

Ⅱ类关系的患者，其下颌第一前磨牙排列的位置要比Ⅲ类关系及Ⅰ类关系患者更偏舌侧。这时就需要将上颌第一前磨牙的中央窝向舌侧进行扩展，以保证下颌前磨牙的颊尖与其接触，同时保证下颌人工牙能排列在牙槽嵴顶上。

下颌第二前磨牙及下颌磨牙的中央窝也需要向颊侧扩展，以容纳上颌后牙的舌尖，同时保证下颌牙排列在牙槽嵴顶上。排上颌后牙的自由度比下颌后牙者大一些，因为上颌义齿的基托面积较下颌义齿者大，更容易获得良好的固位与稳定。

Ⅱ类关系患者的下前牙区域往往存在排牙空间不足的问题。一般建议选择大小与上颌前牙相匹配的下前牙，可少排一颗人工牙；不建议为了保证下前牙的个数而选择过小的人工牙。

Ⅲ类关系

Ⅲ类关系患者的情况与Ⅱ类关系者相反，一般下颌较上颌更宽，因此多数情况下单侧或双侧后牙呈反𬌗状态。这种情况下，依然要保证下颌后牙排列于牙槽嵴顶上。上颌后牙则不要求排于牙槽嵴顶上，仅需使颊尖与下颌后牙的中央窝相接触。为了避免Ⅲ类关系患者中常见的咬颊问题，可以将上颌后牙的颈部向唇侧倾斜，使人工牙的颈部比其颊尖更偏颊侧。这样做可以推开颊黏膜，同时也可以使上颌颊尖与下颌中央窝获得更好的咬合接触。

为了使上下第一前磨牙获得更好的咬合接触，需要在下颌第一前磨牙上人为调磨出一个中央窝以容纳上颌第一前磨牙的颊尖。经济条件允许的情况下，用第二前磨牙来替代第一前磨牙效果更好。一般还需要将所有上颌后牙的颊尖调磨的略微圆钝一点，同时将下颌后牙的中央窝扩大一些。如果舌尖对侧方运动有阻挡，可以将人工牙倾斜一点或者对相应的舌尖进行适当调磨。

对于个别比较极端的病例，可以用前磨牙替代上颌尖牙，以获得更多的咬合接触点，同时使得有咬合接触的区域向近中移动（图 287）。

控制咬合接触总面积（短牙弓）

咬合接触总面积是指有功能接触的咬合面的面积之和。全口义齿的咬合接触总面积应小于天然牙者，否则容易因义齿远中受力过大而引起不稳定。设想一下，如果我们穿着冰刀鞋并站在斜坡上，自然很容易就滑下来。类似的，在全口义齿下颌牙槽嵴远中斜坡上排牙后，当我们咀嚼食团时，义齿也很容易沿牙槽嵴的坡度发生滑动。因此，避免在下颌牙槽嵴远中斜坡上排牙，减小咬合接触总面积，可以有效解决义齿的上述滑动问题（图 242）。

因此，除非有充足的空间能够保证将下颌第一和第二磨牙均排到牙槽嵴的最低点，其他多数情况下都不建议排下颌第二磨牙。

处理排牙空间不足的问题

将下颌第一磨牙排列到下颌牙槽嵴最低点，往往会导致下颌前磨牙区及前牙区排牙空间的不足。这种情况下，常常只能排一颗前磨牙。只要能保证义齿的稳定，这样少排一颗前磨牙是没有问题的。

少排一颗前磨牙会引起咬合接触总面积的减少。这种情况下，如果想增加义齿的咬合接触总面积，可以用第二前磨牙替代上颌尖牙。这样，可以使下颌尖牙与位于上颌尖牙位置上的第二前磨牙中央窝产生咬合接触，进而使得咬合接触区向近中扩展，如图 287 所示。

另一种解决排牙空间不足的简单方法是直接少排一颗前磨牙，在尖牙的远中留下一个小间隙。

前伸运动中的平衡𬌗

当患者前牙覆盖比较大时，可以通过在下颌后牙的远中多排一颗前磨牙，以使得义齿在前伸到"切对切"的过程中后牙区始终有咬合接触，保证义齿的前伸平衡（图286）。这种方法既适用于Ⅰ类关系患者又适用于Ⅱ类关系患者，尤其是骨性Ⅱ类关系且前牙呈深覆盖的患者。对于没有记录髁导斜度，且估测髁导斜度大于30度的无牙颌患者，他们在前伸运动中后牙很容易发生分离，也可以通过上述在下颌远中加排一颗前磨牙的方法使得义齿获得前伸平衡𬌗。

稳　定

下颌义齿想要获得良好的稳定是有一定难度的。为了使义齿有良好的稳定性，一般排下颌后牙时应遵循下颌牙槽嵴的高低起伏，而不应过分关注𬌗平面的角度（图284）。当下颌后牙排列得与牙槽嵴弧度一致时，𬌗力才能沿牙长轴垂直地传导至牙槽嵴顶上，进而有利于维持义齿的稳定，避免义齿发生滑动。

第 8 章

基托蜡型

全口义齿不但要恢复缺失的牙列,还要恢复缺损的软硬组织。义齿基托在恢复软硬组织丰满度方面发挥着主要作用,应该达到美观、易清洁并与口周肌肉相协调的基本要求。同时,基托磨光面的外形还应对义齿的固位与稳定有辅助作用。

在制作全口义齿基托时,医生应该仔细检查模型的解剖标志,根据口周肌肉的分布、走行及运动方向进行个性化设计。

口腔前庭

义齿基托应充满整个口腔前庭,以辅助义齿获得良好的封闭及固位。如图 289 所示,通过制取功能性印模并获得能准确反映患者口内真实情况的模型,患者口腔前庭组织对义齿基托形成良好包裹,有助于获得良好封闭和固位。

需要注意的是,颊侧基托不能过凸,尤其是在上前牙区域,一方面因为通常此区域牙槽骨吸收不太严重,另一方面是因为此区域基板过厚时会非常明显,影响美观(图 290)。在对前牙唇侧基板外形进行设计时,应使其具有"唇盾"的作用,抵消口轮匝肌对义齿基托施加的脱位力。中性区记录技术可以比较准确地记录中性区的位置及形貌,进而辅助医生对义齿唇侧基托外形进行合理设计并帮助技师将人工下前牙排到合适的位置上(图 291)。

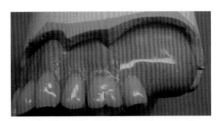

图 289

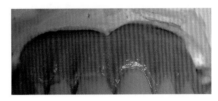

图 290

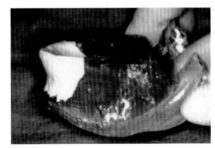

图 291

义齿基托

排牙结束后,应该用蜡将所有义齿基托将要覆盖的区域恢复起来,尤其是磨牙远中的部分,因为这部分经常在殆位关系记录的时候被破坏了。设计合理的义齿基托后缘可以辅助舌对义齿发挥夹持作用。

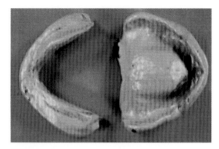

图292

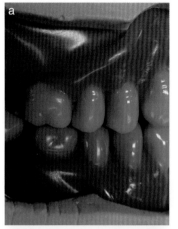

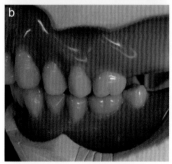

图293

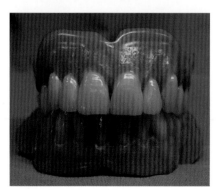

图294

义齿基托的颊、舌侧边缘伸展

义齿基托在颊舌侧边缘的厚度及伸展范围应该与工作模型上黏膜反折线区域的形态一致。全口义齿的印模必须是功能性印模，能准确反映患者功能活动状态下软组织形态（图292）。只有这样技师才能按照工作模型制作出不影响功能运动、与患者黏膜反折线形态贴合的义齿基托边缘形态。

基托边缘在颊、舌系带处要进行避让。注意在静息状态时，颊系带的走行方向为斜向后外，义齿颊侧边缘外形应与颊系带静息状态下的外形及走行方向协调一致，以辅助义齿固位（图293a、b）。

义齿基托的颊、舌侧基托磨光面形态

基托磨光面的形态对义齿的稳定有显著影响（见第11章的中性区义齿）。医生应在深刻理解口面部相关肌肉运动方向的基础上对基托磨光面的形态进行正确设计。如图294及图295所示，在对义齿基托磨光面进行设计时，需要充分考虑面部相关肌肉的位置及运动方向，以使得肌肉与义齿基托协调作用、辅助义齿稳定。

图296显示的是面部相关肌肉的分布及其收缩方向，义齿基托磨光面外形应与这些肌肉的外形及运动方向协调，有助于肌肉对义齿产生夹持作用，辅助义齿稳定。

· 提口角肌与降口角肌附着于颊系带处，收缩方向为斜向后、外（c+d）。

· 颧肌（e）及颊肌的一部分（g）向后、上走行向颧牙槽嵴方向。

· 笑肌（f）及一部分颊肌（g）向后走行至颧骨

· 咬肌（m）走行方向为向上、向后至颧弓

义齿舌侧基托的磨光面应呈凹形，保证舌的运动空间，同时应保证舌在静息状态下能压住义齿基托，辅助义齿稳定。

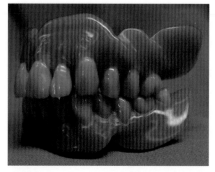

图295

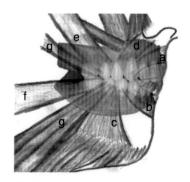

图296

义齿基托腭部形态

上颌义齿基托的后缘应光滑并延伸至软、硬腭结合线处。前腭区基托的形态对发音有显著影响，应在蜡型试戴时对其进行调整。如图 297 所示，可以利用硅橡胶印模导板，在蜡型雕刻时复制患者自身的腭皱形态。光滑的前腭区基托形态有利于义齿的清洁，对于已经适应了前腭区基托光滑形态的患者而言，没有必要人为制作腭皱形态，否则可能会引起患者不适。但是，对于主诉戴牙后发音有困难的患者，可以考虑人为制作出腭皱形态，使得舌对基托的触感更自然，同时辅助发音。基托模仿腭皱形态的区域应高度抛光，否则容易引起对舌的过度刺激、食物存留及菌斑堆积等问题。

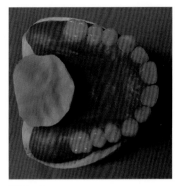

图 297

义齿基托龈缘形态

义齿基托的龈缘形态对美观和清洁均有影响。设计时应平衡美观及清洁要求，与患者的年龄相协调。对于老年患者应模仿出牙龈退缩的状态，同时在龈乳头处适当凹陷，从而使得义齿更加自然。图 298 的右侧基托外形为常规的"年轻型"，而左侧则为"老年型"，可以看到两者存在明显的差异。无论是"年轻型"还是"老年型"基托外形，都应左右对称、高度抛光。

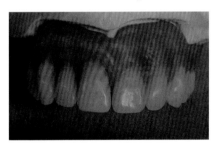

图 298

第 9 章 | 基托成形

全口义齿蜡型完成以后，需要将蜡型部分更换成树脂，即基托成形。这一步骤技术敏感性较高。聚甲基丙烯酸甲酯（PMMA）是目前最常用的基托材料，其具有美学效果好、易于操作及成本低等优点，但是同时也具有易于发生聚合收缩的缺点。

理想性能

理想的基托材料应该符合以下性能要求。
- 美学效果自然；
- 机械性能良好，包括强度、刚度、韧性等；
- 尺寸稳定性佳；
- 无毒无味；
- 在口腔湿润的环境内不会吸收水分；
- 与聚合物、陶瓷及金属等材料有良好的结合性能；
- 易于修理；
- 保质期长；
- 易于操作；
- 能精确复制表面细节形态；
- 不易黏附并滋生细菌；
- 良好的热传导性能；
- 良好的阻射性能；
- 易于清洁；
- 成本较低廉；
- 能够进行染色以匹配患者牙龈颜色。

丙烯酸树脂的分类

目前有数种可以用于基托制作的丙烯酸树脂，下面将分别进行介绍。

加热固化型丙烯酸树脂

由液剂和粉剂两部分组成。

粉剂的主要成分为甲基丙烯酸甲酯的均聚粉或共聚粉，还包含以下组分。

- ·引发剂：过氧化苯甲酰。
- ·颜料。
- ·阻射剂：氧化钛或氧化锌。
- ·增塑剂：邻苯二甲酸二丁酯。
- ·合成纤维：尼龙纤维或丙烯酸纤维。

液剂的主要成分为甲基丙烯酸甲酯单体，还包括以下组分。

- ·阻聚剂：对苯二酚。
- ·交联剂：乙二醇二甲基丙烯酸酯。

粉液混合后会形成面团状可塑物，易于操作，同时一定程度上降低甲基丙烯酸甲酯单体聚合的聚合收缩及产热。

常温固化型丙烯酸树脂

常温固化型丙烯酸树脂基本组成与加热固化型丙烯酸树脂者相同，只是引发剂不同，为二甲基对甲苯胺。此类树脂固化效率较低，因此固化后交联度不高，残余单体量多，同时机械强度较低，色彩稳定性也不良。

高强度加热固化型丙烯酸树脂

此类材料含有橡胶增韧成分（如丁二烯苯乙烯），能抑制裂纹的扩展，从而具有更好的抗折裂性能。

此类材料的抗冲击性能达到常规热固化型丙烯酸树脂的十倍。但是，其缺点是弹性模量低，长时间的屈曲变形会导致疲劳性断裂。

由于其价格昂贵，因此未得到广泛应用。

基托成形过程中需要注意的问题

粉／液比

粉剂过多会导致粉剂不能充分被液剂溶胀，进而形成微小气孔，导致材料固化后强度不足。液剂过多会导致聚合收缩大、在基托内形成不规则的大气孔、同时与黏膜的密合性不佳。

收缩气孔

甲基丙烯酸甲酯单体在聚合的过程中会发生 20% 的体积收缩。通过调整粉 / 液比例，使其达到 5%~8%，可以将线性收缩率控制在 1.5%~2%。临床实际中，热凝基托树脂的线性收缩率一般在 0.2%~0.5%，主要发生于热聚合反应后的冷却过程中。

临床实际中之所以能将聚合收缩率控制在很小的范围内，是因为在基托聚合成形的较高温度下树脂材料仍具有流动性。基托加热聚合成形是在型盒中加压完成的，压力使得仍有流动性的树脂材料能够进入聚合收缩产生的空隙中，进而对聚合收缩量产生补偿效应。

挥发性气孔

通常是由甲基丙烯酸单体的挥发引起的。当粉液混合时液剂加入过多，或者是在热处理过程中升温过快时，聚合反应在短时间内会放出大量热量，当树脂温度上升到高于甲基丙烯酸甲酯单体的沸点时（100.3℃）时，未聚合的树脂单体会大量挥发，最终在树脂基托中形成许多挥发性气泡。可以通过延长热处理时间的方法来解决上述问题，具体操作为：先将型盒置于 70℃水浴中恒温一段时间，使得聚合反应产生的热量得到有效散发，然后再升温至 95℃，完成基托成形。

近年的新型热凝基托材料对热处理过程的要求不像从前那么严格了，只要对粉液比按要求进行控制，无论是采用快速聚合热处理程序（95℃）或慢速聚合热处理程序（70℃维持 5h 然后升温至 95℃维持 3h）都可以获得聚合良好的树脂基托。

聚合应力

义齿基托在热处理过程中会产生体积收缩，但是由于基托树脂被紧固在石膏型盒中，树脂与石膏模型间的摩擦阻力抑制了部分体积收缩，冷却至室温时，基托内部就会有潜在应力存在。在长期使用中应力慢慢释放出来，导致基托发生翘曲、变形和微裂纹。

表面的微裂纹会使得基托呈现出云雾状外观。

义齿基托装盒成形

全口义齿装盒、加压、热处理的过程相对简单，但是却有较高技术敏感性，需要注意以下要点。

这个过程通常会引起义齿咬合增高。因此，建议采用分离式上𬌗架技术，方便义齿出盒后二次上𬌗架，再次调整咬合和垂直距离（图148~图150）。

要确保型盒能够紧密地闭合，否则会引起基托鼓泡、变形或义齿咬合增高。

确保人工牙表面没有蜡残余，以避免人工牙与基托结合不良以及基托成形阶段人工牙的移位。

烫盒冲蜡时要掌握好时间，避免使蜡熔化进入包埋石膏中，导致出盒时基托与石膏不易分离。建议先在热水中浸泡，使蜡软化，然后用表面活性剂或溶蜡剂彻底去除余蜡。

在包埋石膏干燥但温度仍较高的时候，在暴露的包埋石膏表面以及工作模型表面涂布分离剂。注意避免分离剂的局部聚积并覆盖人工牙表面，否则会引起人工牙与树脂基托的结合不良。

在面团期进行充胶，保证基托树脂在压力下能充填到所有细节结构中。如果充胶过晚，树脂会变硬、无法充填到细节结构中，还会导致型盒难以完全闭合。

关闭型盒时应慢，同时施加均匀的压力（80psi，1psi ≈ 0.06895MPa），以保证树脂能够充分充填到所有细节结构中。

应根据厂家提供的说明书进行热处理，避免产生聚合收缩及挥发气泡。

出盒时，用铜榔头轻敲型盒，避免过大的力量传导至义齿基托上引起裂纹的产生。

基托装盒成形过程中的技巧

使用超硬石膏（Ⅳ型石膏）

使用一薄层真空搅拌混合的超硬石膏对义齿蜡型进行包埋具有两方面的优势。首先，可以减少包埋材料中气泡的形成；其次，在薄层超硬石膏的外面以常规石膏作为主体包埋材料，能使得出盒操作更简便，并降低出盒过程中义齿破坏的风险。图299显示的是使用Ⅳ型石膏在义齿人工牙及蜡型表明形成一个坚固而薄的

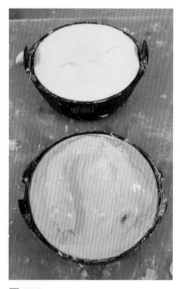

图299

包埋壳，然后再用常规石膏完成主体包埋，这样能使得出盒操作更简单易行。

使用重体硅橡胶

可以用薄层硅橡胶重体对义齿蜡型进行包埋。注意，需要选用结固后硬度高的重体硅橡胶以避免加压充填时发生变形。在薄层硅橡胶的外面以常规石膏作为主体包埋材料，提供支持，这样做能使得出盒操作更简便、降低出盒过程中义齿破坏的风险且义齿基托表面更清洁。图 300 显示的是用重体硅橡胶覆盖义齿蜡型及人工牙，待硅橡胶结固后用石膏完成主体包埋并常规装盒。

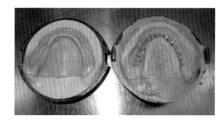

图 300

基托与人工牙的结合

对于丙烯酸树脂牙而言,可以通过对其组织面进行打磨粗化、彻底清除余蜡、避免藻酸盐溶液污染等手段提高义齿与基托的结合强度。复合树脂人工牙与树脂基托的结合力差，使用时要特别注意，建议对人工牙组织面进行打磨粗化或制备辅助固位的沟槽（图 301）。

陶瓷人工牙一般通过金属固位钉或龈端的固位孔与树脂基托获得机械嵌合。排牙过程中调磨人工牙组织面时应避免破坏这些固位结构。

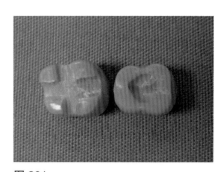

图 301

注塑技术

近年来，注塑技术应用得越来越广泛。注塑技术先关闭型盒，再注射充胶，因此可以避免传统技术引起的咬合增高问题。

另外，由于型腔始终通过灌注道与树脂原料加料器连通，因此发生聚合收缩时多余的树脂原料可以在压力下进入到型腔中，对聚合收缩产生补偿。图 302 显示的是已经注射充胶完毕、准备在水浴中进行热处理的型盒。

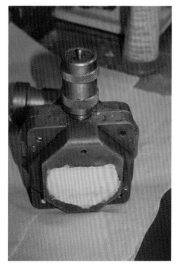

图 302

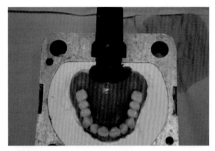

图 303

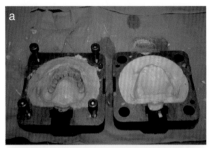

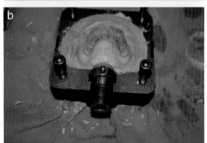

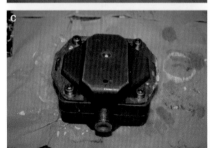

图 304

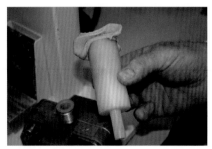

图 305

注塑技术中的包埋过程与常规流程类似，只是需要在关闭型盒之前，在义齿基托蜡型的远中用蜡将蜡型与树脂灌注口连接起来。如图 303 所示，先将模型包埋到型盒的一侧，然后用蜡连接义齿蜡型的远中和灌注口。煮沸去蜡后安装树脂灌注道，随后关闭型盒。图 304a 显示的是已经包埋好、完成去蜡处理的打开的型盒。图 304b 显示的是在型盒上安装树脂灌注通道。最后，如图 304c 所示关闭型盒，准备进行聚甲基丙烯酸树脂注射充填。

如图 305 所示，将丙烯酸树脂混合物装入加料器中。然后将型盒及加料器装载到气动加压装置上，在持续、稳定的压力下将丙烯酸树脂注入型盒中（图 306）。

待树脂充满整个型腔，观察不到树脂进一步流入时，将加料器取下（图 307a）。在树脂灌注通道的末端旋紧封闭帽以保证整个加热处理、基托成形的过程中型腔内的聚甲基丙烯酸树脂处于持续稳定的压力状态下。

热处理完毕后，取下封闭帽和灌注通道，然后按常规方法将义齿从包埋材料中分离出来（图 308）。

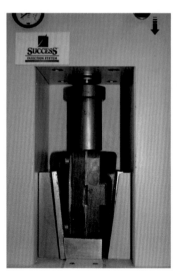

图 306

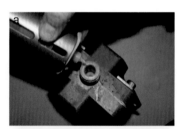

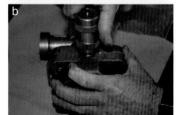

图 307

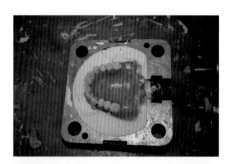

图 308

基托染色技术

对义齿唇侧基托进行染色的技术比较简单，但也需要多加练习才能保证良好的效果。对高位笑线、义齿基托暴露较多的患者而言，将基托染色技术与龈缘外形塑造及点彩模拟技术相结合，能获得非常好的美学效果。如图 309 所示，目前市场上可以购买到不同品牌的基托染色剂，其美学效果没有明显差异。在唇侧基托上模拟牙龈的点彩结构，有利于光在口内的散射，进而呈现出更自然的美学效果。

下面对市场上的两种较为常用的基托染色剂分别进行简要介绍。

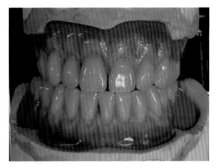

图 309

Candulor 套盒

Candulor 套盒（Candulor AG,CH-8602,Wangen/ZH,Punten 4,瑞士）有热凝型和常温凝固型两种，套盒中包含三种预拌染色剂、一系列强化特征染色剂以及红血丝纤维（图 310）。使用步骤简述如下。

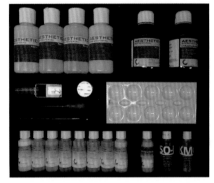

图 310

1. 常规对型盒进行煮盒去蜡及冷却。

2. 如使用热凝型染色套盒，常规进行基托树脂的调拌，待其进入面团期使用；如使用常温凝固型染色套盒，则待染色程序结束后再调拌准备基托树脂。

3. 将染色丙烯酸树脂与套盒中的树脂单体进行混合，这种单体能够延长丙烯酸树脂的工作时间。

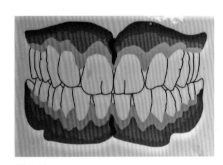

图 311

4. 一般建议按照说明书中推荐的颜色分布来进行染色。通常从人工牙颈部到基托边缘，颜色逐渐从浅到深，如图 311 所示。

5. 按照图 312 所示的方法，不同颜色的染色剂间应有重叠，以呈现一种自然过渡的效果。

6. 最后在染色丙烯酸树脂的下层填装基托树脂，关闭型盒，按照常规程序基托成形。

抛光时要注意：不要破坏已制作好的基托色彩细节特征。

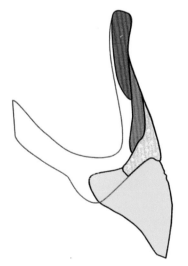

图 312

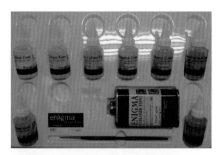

图 313

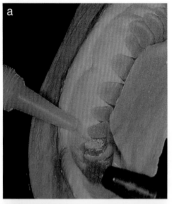

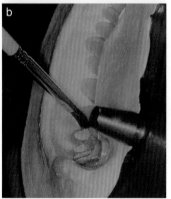

图 314

Schottlander 套盒

Schottlander 套盒（Davis Schottlander & Davis Ltd, Lenchworth, Herts SG6 2WD, 英国）中的内容如图 313 所示。其染色方法与 Candulor 套盒略有不同。Schottlander 套盒染色时需使用"添盐加醋"法，即先将染色剂中的粉剂（类比为盐）添加到需要染色的区域，然后用单体（类比为醋）对粉剂进行润湿（图 314），直到达到满意的效果为止。

最后在染色丙烯酸树脂的下层填装基托树脂，关闭型盒，按照常规程序基托成形。

抛光时应避免过度抛光导致的染色细节丢失。

加工完成的义齿需要用锯子或者石膏剪从包埋石膏中分离出来，但此时先不要将义齿从模型上取下。

流水冲洗义齿和模型底座后，修整模型底面和𬌗架上的石膏底座间不合适的地方，使两者可以精确复位。如图 315 所示，使用少量"万能胶"或者粘蜡将模型与𬌗架上的石膏底座重新固定。

如图 316 所示，首先锁上正中锁检查最大牙尖交错位时的咬合接触。如果基托成形使用的是常规装盒法，通常会观察到切导针抬高、与切导盘不接触，这是因为装盒法基托成形过程中发生了垂直距离的加高。

通过调磨早接触点使垂直距离恢复到最初的高度。调𬌗时应调磨与早接触牙尖对应的中央窝或斜面，而不要磨改功能尖，以保持牙齿的正常形态。如图 317 所示，用咬合纸标记出早接触点，谨慎调磨，最终仅保留功能尖与中央窝或边缘嵴的咬合接触点（图 318）。

通过少量多次的反复调磨，使得切导针重新接触切导盘（图 319），并且所有的后牙功能尖与对应的中央窝或边缘嵴有紧密咬合接触。

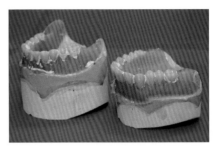

图 315

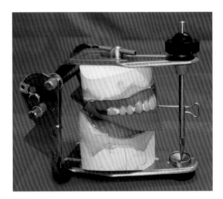

图 316

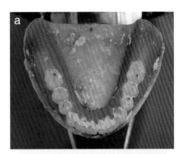

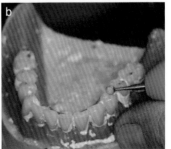

图 317

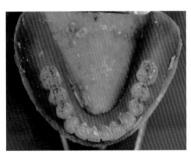

图 318

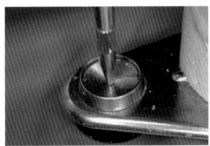

图 319

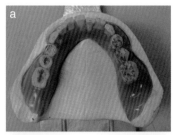

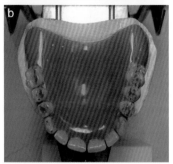

图 320

对颌牙为天然牙的情况下，咬合接触应该建立在上颌牙舌尖与下颌牙中央窝以及下颌牙颊尖与上颌牙中央窝之间。

咬合设计为舌向集中𬌗时，应使上颌牙舌尖与下颌牙中央窝获得咬合接触，但是第一前磨牙例外，其咬合接触建立在下颌颊尖与上颌中央窝之间。

图 320 左侧和右侧分别为舌侧集中𬌗和解剖式平衡在正中咬合时接触点的分布情况。可以看到，舌侧集中𬌗的咬合接触点更少而集中，只发生在上颌舌尖与下颌中央窝之间（第一前磨牙除外）。

正中咬合调𬌗完成后，打开正中锁，进行侧向及前伸运动的调𬌗。调𬌗过程中应使用不同颜色的咬合纸区分正中咬合接触和非正中咬合接触，避免对正中咬合接触点进行进一步调磨。如图 321 所示，按照"BULL 法则"（即调磨上颌颊尖及下颌舌尖），对非正中运动中的𬌗干扰进行调磨，直至义齿能够平滑地进行非正中运动并获得平衡𬌗。在非正中运动时，切导针应始终与切导盘接触，尽量使工作侧和平衡侧均有广泛的咬合接触。

侧方运动时，工作侧每对牙齿间应该同时接触，且工作侧的运动轨迹应与切导针在切导盘上的运动轨迹相协调（图 322）。

侧方运动时，平衡侧应保证上颌舌尖与下颌颊尖间有至少一处咬合接触，如图 323 所示。前伸运动时，双侧后牙应该有接触，且后牙的接触点应尽量多一些，以避免前伸运动时义齿发生翘动（图 324）。

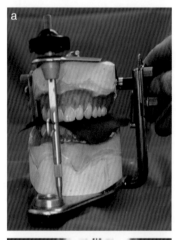

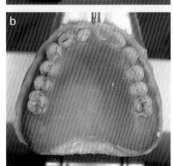

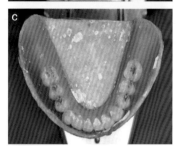

图 321

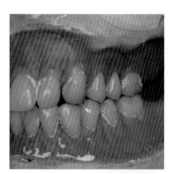

图 322

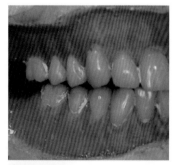

图 323

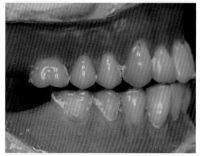

图 324

如图 325 所示，前伸运动调𬌗时应调磨上颌后牙远中斜面与下颌后牙近中斜面。

最后，将金刚砂糊膏涂抹于上、下颌人工牙之间，双手紧握𬌗架，先做前后、左右方向循环运动，再做打圈式运动，以模仿咀嚼过程中的研磨运动，消除个别小的𬌗干扰，实现义齿咬合面的精细调磨（图 326）。

这时可以将义齿从模型上取下，这通常会导致模型牙槽嵴区域的损伤，但模型依然可以充分地支持义齿，所以还可以将义齿复位到模型上进行必要的咬合调整。如果模型有较大的倒凹，最好通过磨切石膏模型的方式使义齿脱位，避免强行将义齿从模型上撬下来，这样容易导致义齿断裂。

接下来对义齿基托进行精细修整，注意不要破坏前期在义齿外表面刻画的细节形态，然后使用混合抛光砂进行抛光。

对于基托上有模拟点彩、基托染色等精细刻画结构的位置，应使用羊毛轮进行抛光以确保上述细节结构不会丢失。点彩结构的模拟一般在抛光前使用特殊的钻针进行刻画。图 327 显示的就是用特殊的钻针在义齿唇侧基托表面刻画点彩结构，这样可以使光线发生漫反射，从而使义齿呈现出更加自然的效果。

可以在义齿表面涂布液体石蜡来模拟抛光后的效果，这样可以辅助技师评估点彩刻画的效果。如图 328 所示，在点彩刻画后将液体石蜡涂布于义齿表面，模拟义齿就位后表面有唾液覆盖时的效果（图中所展示的义齿一侧具有老龄化特征，而另一侧则是按照常规方式进行制作的，显得年轻化一些）。

如图 329 所示，在义齿完成送交医生之前，应该在放大镜下检查义齿的组织面，仔细去除瘤子或其他尖锐突起，避免妨碍义齿就位或戴牙后引起压痛。

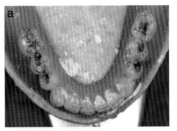
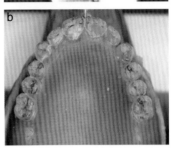

图 325

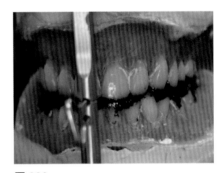

图 326

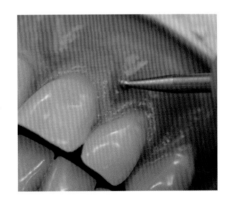

图 327

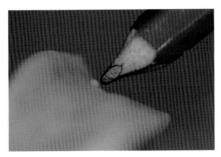

图 329

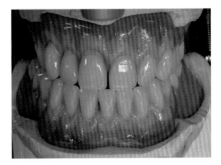

图 328

送交医生之前，还应将义齿在消毒液中浸泡消毒 10min，然后在水中保存 24h。这样做可以使得清水渗入到义齿基托的微小孔隙中，进而一定程度上避免患者戴牙后饮用的咖啡、红酒等渗入到基托孔隙中引起基托变色。

临床试戴时，医生应首先检查义齿基托的伸展是否合适、稳定性如何，然后再检查咬合情况，去除明显的咬合高点。初戴义齿时，不需对义齿咬合进行特别精细的调𬌗，应先让患者戴用一段时间，待黏膜适应新的义齿基托后再进行精细调𬌗。

患者戴用义齿 1 周后，复诊检查时，如果仍存在小的𬌗干扰，应该制取咬合记录，再次上架。利用新的咬合记录将义齿下颌模型重新上架，然后按照之前讲述的调𬌗方法对义齿进行精细调𬌗，最终消除𬌗干扰并达到平衡𬌗。

如果初戴时就发现有明显的颌位关系错误或大范围的咬合干扰，应立即制取咬合记录并上架调整。

第 11 章 | 特殊技术

中性区义齿

对于常规全口义齿难以获得良好固位和功能的患者，可以采用中性区义齿修复技术。所谓中性区义齿，就是利用易于操作的材料，记录患者唇、颊、舌在最大范围运动中的功能形态，制作义齿时使义齿抛光面形态与唇、颊、舌的肌肉运动相协调，辅助义齿获得良好的稳定。由于上颌义齿基托面积大，义齿相对容易获得良好的固位和稳定，因此中性区义齿技术一般多用于下颌义齿。下面将对中性区义齿进行介绍。

临床操作步骤

1. 常规取初印模，在此基础上制作个别托盘，并制取精细印模、灌注工作模型。

2. 常规制作殆托、殆堤。除此以外，需要再额外制作一个如图 330 所示的基托，在其表面用直径 1.25mm 的、较软的镍银合金丝制作金属固位线圈，用以固定中性区印模材料。

3. 常规进行颌位关系记录。

4. 用前述的带有固位线圈的基托，结合流动性较好的印模材料记录中性区形态。

5. 口内检查确认固位线圈不会影响肌肉的功能运动。对功能运动确实有干扰的位置可以用弯丝钳调整。

6. 在口内确认基托的稳定性后，将印模膏或类似的流动性较好的印模材料置于基托表面，进行中性区印模制取。

7. 在印模材料具有良好可塑性的时候，指导病人做一系列唇、颊、舌的功能运动，比如夸张地说"E"（图 331a）和"O"（图 331b），以及试着用舌尖去舔鼻子等，对印模材进行塑形。

基托上放置的印模材料过多也不会造成问题，因为多余的材料会流向上颌义齿间隙，随后可以使用锋利的刀去除。

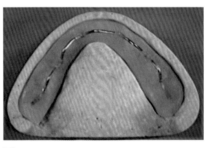

图 330

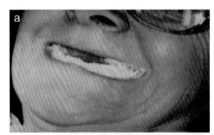

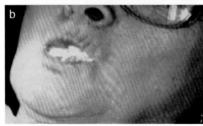

图 331

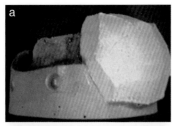

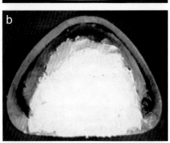

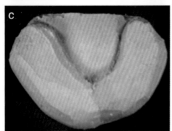

图 332

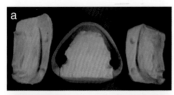

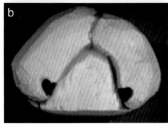

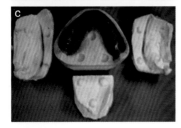

图 333

如果基托上放置的印模料不足，应二次添加印模材后重复中性区印模制取步骤，这需要所选用的印模料与后续添加的材料具有良好的结合。

中性区最终印模在患者口内应该稳定，并且能反映出患者功能性间隙的形态。

技工室操作步骤

1. 利用殆托、殆堤将工作模型上殆架。

2. 将下颌殆托、殆堤取下，换上带有中性区印模的基板。然后如图 332 所示，使用石膏分左侧、右侧、舌侧三部分在中性区印模和工作模型周围制作中性区导板。

3. 将记录殆位关系所用的殆托上的蜡殆堤取下，仅将殆托就位于下颌模型上，然后将上一步中制取的中性区石膏导板组装在下颌模型周围（图 333a、b）。

4. 在中性区石膏导板的两侧磨牙后垫区各打一个孔，将熔化的蜡从这两个孔灌进去，这样就用蜡复制出了患者的中性区间隙（图 333c）。

5. 将上一步做好的能反映中性区间隙形态的殆托就位于工作模型上，在殆架上复位，在殆架上根据已经确定的垂直距离及上颌殆堤的高度对下颌殆托上的蜡堤进行高度修整。

6. 常规排上颌人工牙。

7. 根据上颌牙排列下颌人工牙，并使用中性区导板指导下前牙的排列，确保下颌人工牙不超出中性区范围。有时可能需要减小下颌后牙的颊舌径并对前牙的舌隆突部位进行调磨（图 334）。

8. 常规制作义齿蜡型，进行试戴。试戴时要特别注意肌肉运动对下颌义齿的影响，磨除义齿抛光面过度伸展的区域。下颌义齿蜡型在患者功能运动及说话时应保持稳定且无不适。

9. 常规制作完成义齿后进行临床初戴。

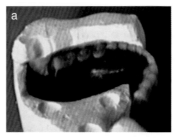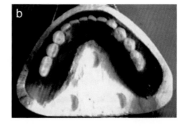

图 334

图 335 展示的是一种只涉及下颌前牙区的、更简易的中性区记录方法。这种技术利用颌位关系记录与转移步骤的𬌗托，在蜡𬌗堤上添加印模材料，用于记录前牙中性区的形态及范围。这种技术操作更便捷，也不需要额外准备一副基托。

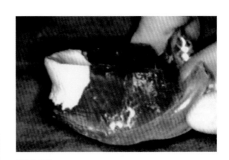

图 335

种植体固位的义齿

种植体固位的义齿主要分为以下两类：

·种植体辅助固位的义齿，通常不超过 2 颗种植体，使用球帽（图 336a、b）或杆卡（图 336c、d）附着体来辅助固位。

·种植体固位的固定义齿，通常需要 4 颗或更多的种植体，义齿通过螺丝固定在种植体上，由种植体提供支持和固位，义齿下方的牙槽嵴对义齿无支持作用。

图 337a 显示的是一副由 6 个种植体固位的上颌铸造金桥架聚甲基丙烯酸树脂义齿。图 337b 显示的是一副计算机辅助设计 - 计算机辅助切削（CAD/CAM）的钴铬桥架，可在其上制作聚甲基丙烯酸树脂义齿。图 337c 是一副铸造金桥架甲基丙烯酸树脂义齿，可以看到虽然聚甲基丙烯酸基托因过度磨损而需要更换，但铸造金桥架仍然完好，可以继续使用。

种植体提供固位的固定义齿严格意义上来说不应该被归类为"全口义齿"，因为它们不依赖牙槽嵴及软组织提供任何支持力，而且患者不能自行摘戴。种植体辅助固位的义齿一般由两个种植体提供固位，但这两个种植体仅对义齿提供辅助固位作用，义齿仍主要依赖下方的牙槽嵴及软组织提供支持作用。因此种植体辅助固位的义齿的制作原则与常规全口义齿是一致的，需制取功能性印模，使义齿获得良好的稳定性（注意此类义齿的两个种植体通常在尖牙区域，不能为义齿的后部提供支持）。

种植体辅助固位的义齿中，与种植体连接且提供辅助固位作用的附着体不能是完全刚性的，而应该有一定弹性，使义齿功能状态下下沉时不会对种植体施加过度的压力。

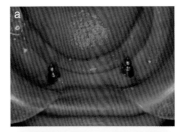
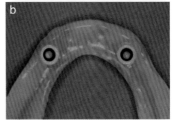
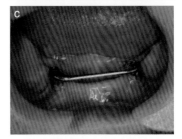
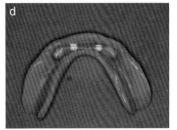

图 336

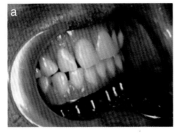
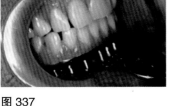
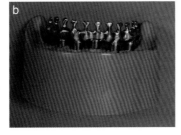
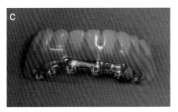

图 337